補完・代替医療

漢方

京都府立医科大学助教授 三谷和男【著】

金芳堂

序―未病(みびょう)を治(ち)す！

　漢方医学の重要な概念である「証」については，これまでも多くの先人によってその重要性が再三語られ，「随証施治」つまり証に随って治療方針を考えることは，漢方診療を行う者の大前提となっています。一般的に，「証」は頭痛，悪寒，発熱からかぜと診断する，こういった症候群的なものと考えられがちですが，私たち漢方医はさまざまな症候をもつ患者さんの体の内で，どういった反応が起こっているのかを注意深く観察し，これを薬方に結びつけていきます。感染症を例にとりますと，細菌やウイルスに感染したときに生体内ではすでに治癒に向けて免疫系をはじめとするさまざまな防御機能が働き始めます。この，「感染と発症」の観点から考えてみますと，外邪（細菌やウイルス）の毒性についてはもちろん，宿主である生体側の抵抗力（防御反応）を十分に考慮する必要性があります。この拮抗した状況が破綻をきたしたときに「発病」が成立します。このように，生体の治癒反応を具体的な症候の一つひとつとともに判断することが，「証」を捉えることです。同じようなかぜの症状であっても，「汗を出させる」という治癒反応を働かせることが妥当と判断できれば桂枝（けいし）・麻黄（まおう）といった発汗を主とする薬方を与えますし，そのやり方ではかえって生体の抵抗力を減ずると判断すれば生体を補うという方向の薬方を与えます。さらに，その程度の強い弱いによっても薬方は異なってくるわけですが，逆にこういった思考の流れが，これまで西洋医学の先生方が漢方を理解するのに大きな壁となってきたのもまた事実です。時折，「先生，証という概念にとらわれることなく漢方薬を使えないものでしょうか」という質問を受けますが，「証」にとらわれないとすることは，漢方診療の前提を踏まえないことにつながります。近年は，EBMの考え方に沿って患者さんにいかに質の高い医療の提供をおこなうかが問われていますが，多数の患者さんに漢方薬がどう役に立つのかを語るとき，個を重視する漢方治療の特性を生かした症例のまとめ方が求められます。すでに医薬品とし

て承認され，広く患者さんに投与されている漢方薬は，臨床試験第4相（大規模臨床試験）による評価を積み重ねていく必要があります。その際に「証」を踏まえて漢方薬を投与することは，先生方にとってまちがいなく「確かによく効くなあ」という手応えを持っていただけるでしょうし，「漢方はサイエンスの点から考えるとちょっとねえ…」と敬遠されることも避けられるものと考えています。

「未病を治す」ことは，漢方診療の大きな特色です。私は，京都府立医科大学附属病院という世界最先端の治療を受けることができる環境の中で漢方診療をおこなっていますが，このことは，決して西洋医学と相対するものではありません。むしろ，西洋医学的な手法を存分に活かす中で，漢方治療を受けていただくことができるわけです。「先生，漢方治療って，漢方薬を飲むことだけじゃないの？」時々質問を受けます。「漢方薬をただ飲むだけ」では漢方診療にならないのです。いま，患者さんのからだの中で起きている，さまざまな矛盾は一体何なのか？　をともに考えていくわけです。これが，未病の治療です。ご本人はそうと気づいていなくとも病（やまい）はすでに成立している，しかし西洋薬を使うべき目的がはっきりしない，さあどうすべきか？　このような時期は漢方医の腕のふるいどころです。「検査ではどこもどうもないんやけど，私，何でこんなに調子が悪いの？」「それはね，…」私たちは，いつも患者さんと一緒に歩んでゆきたいと思っています。ですから，私たちが患者さんの訴えを真摯に受けとめて，その中の「未病」の部分は一体何か？　を的確に把握しながら患者さんとともに共同作業で治療を進めると，「漢方治療って，本当にいいものですね」ということが理解していただけると思います。

この書は，大阪市にある木津川厚生会加賀屋病院で定期的に開催されていた勉強会の資料を基本に，京都府立医大での抄読会のエッセンスをまとめたものです。これを読まれて，「漢方って面白いな」と思っていただければ幸いです。

2007年2月

三　谷　和　男

目　次

序 — 未病（みびょう）を治（ち）す！

第1部　漢方医学　　　　　　　　　　　　　　　　　　　　1

1. はじめに……………………………………………………… 2
2. 漢方保険適応その後………………………………………… 4
3. 患者さんの訴えに耳を傾けること………………………… 5
4. 東洋医学のまなざし………………………………………… 7
5. 東西両医学の考え方―人間をどうみるか………………… 8
6. 「未病ヲ治ス」という考え方………………………………… 9
7. 一に養生，二に看護（看病），三四がなくて五に薬 …… 10
8. 自然の治癒力………………………………………………… 12
9. 改めて「未病」を考えてみましょう………………………… 13
10. 感染と発病の違い（host-parasite relationship）………… 14
11. 漢方と民間薬について……………………………………… 15
12. 「苦い薬ほど良く効く」って本当なの？…………………… 17
13. 薬の組み合わせ―配合理論について……………………… 18
14. 漢方医学の病理観―気・血・水理論について…………… 19
15. 薬の効き方について………………………………………… 21
16. 漢方医学のバイブル
　　　―傷寒雑病論（しょうかんざつびょうろん）のこと………… 22

17. 証について………………………………………………………… 24
18. 患者さんを診ること……………………………………………… 26
    ■漢方医学の四診（望，聞，問，切）
    【望診】28　　【聞診】29　　【問診】30
    【切診】（まず脈診）31　　【切診】（腹診と具体的な薬方）32
19. 三陰三陽六部（りくぶ）の考え方……………………………… 34
    ■かぜのひき始め　太陽病と陰病………………………………… 34
    ■お腹の調子がもう一つ　陽明病と太陰病……………………… 35
    ■もっとも多い小陽病……………………………………………… 35
    ■生命の危険が…厥陰秒…………………………………………… 36
20. 虚実の考え方と薬方……………………………………………… 38
    ■虚実のイメージ…………………………………………………… 38
    ■虚実の本質を考えてみましょう………………………………… 39
    ■虚実から薬方を考えてみます…………………………………… 40
21. 瞑眩（めんげん）について……………………………………… 41
22. 誤治をどう考えているのか？…………………………………… 43

第2部　代表的な生薬について　　　　　　　　　　　　45

1. 葛　　根…………………………………………………………… 46
2. 麻　　黄…………………………………………………………… 47
3. 桂　　枝…………………………………………………………… 48
4. 人　　参…………………………………………………………… 49
5. 柴　　胡…………………………………………………………… 51

6.	黄　芩	52
7.	甘　草	53
8.	附　子	54
9.	大　黄	55

第3部　疾患・治療篇　関節リウマチの考え方と漢方治療　57

1.	はじめに	58
2.	診察室から	59
3.	「痛み」を考える	60
	■その1　痛みは警告信号	60
	■その2　消炎鎮痛剤の意義	61
	■その3　鎮痛剤に対する考え方（洋の東西の比較）	62
4.	漢方医学の痛みに対する先達の考え方	63
5.	漢方治療以前に必要なこと	66
6.	漢方の考え方	67
7.	リウマチの漢方治療の実際	69

第4部　養生について　75

1.	五行説と五臓	76
2.	五行・五臓の相互相克について	79
3.	四季の養生法	80
4.	食養生について	82

v

第5部　アンチエイジングと東洋医学　　　85

1．概　論………………………………………………………… 86
2．病（やまい）とは…………………………………………… 88
3．疾病の治療とは……………………………………………… 91
4．漢方治療とは………………………………………………… 92
5．徐福伝説……………………………………………………… 94
6．加齢と東洋医学……………………………………………… 95
7．漢方医学の養生……………………………………………… 97
8．まとめにかえて……………………………………………… 99

参考文献…………………………………………………………… 99
索　引……………………………………………………………… 100
　　【一般名】100　　　【薬品名】103

第1部 漢方医学

1 はじめに

　昭和51年，漢方を一人でも多くの患者さんに役立てたいという先生方や患者さんのご努力により，漢方製剤（煎じ薬も含まれます）が全面的に保険に適用されるようになりました。私は当時大学に入学したばかりでしたが，昭和30年代から漢方を手がけていた父（故・三谷和合）が「健康保険の適応になったから，これから漢方を思いっきり患者さんに役立てることができるよ」と興奮して語っていたのを昨日のことのように思い出します。私自身振り返りますと，いまでこそ恰幅も良くなっていますが，幼い頃はやせていて気管支が弱く，ちょっとしたかぜでもゴホッゴホッと咳き込み，大変苦しい思いをしました。普通のかぜの時は，葛根湯（かっこんとう）と小柴胡湯（しょうさいことう）を合わせてのまされることが多かったわけですが，こういった喘息様症状が出たときには，父は五味子の酸っぱい味が特徴の小青龍湯（しょうせいりゅうとう）を出してくれました。このクスリをたった一包のむだけですーっと胸が楽になったのです。「これはすごい，なんか魔法の薬や」と思っていました。抗生物質のドライシロップをのんだことも記憶にありません。そのかわり，成長過程で，胃が痛かろうが，激しい頭痛に悩まされようが「はい，これ」と出されるのは葛根湯と小柴胡湯・・・「いっぱい種類があるのに，なぜ同じ薬？」「これでええ，お前には」「なんで・・・」ちょっと不満でしたが，これがとてもよく効きました。同じ薬がさまざまな症状に有効というのも魅力でした。私は，ますます医師になって漢方を勉強したいという思いを募らせてゆきました。

　大学のカリキュラムに漢方を勉強する時間はなく，学Ⅰ（3年）つまり専門課程に進んだとき，少々あせり気味に父に「漢方の著明な先生方は，皆学生時代から漢方に親しんでおられると聞いています。私も早く漢方の勉強を始めたいのですが・・・。」と問うてみました。そのとき

父は「西洋医学をきちんと勉強しなかったら，漢方はできない。お前は，漢方の良さは自分の身体でわかっているから，勉強はその気になればいつでも始められる。今は，とにかく西洋医学のすばらしさをしっかり勉強しなさい」そうか，中途半端はだめだ，と学生時代も研修医の時もひたすら西洋医学の修得に努めることができたのは，父のこの一言があったからでしょう。「まず西洋医学があって漢方医学がある」このスタンスは今でも変わっていません。ですから，このなかでは漢方の考え方とその良さを精一杯お伝えしてゆくわけですが，西洋医学的手法を存分に活かすことを否定してはいけません。それは私にとっても，これを読んでおられる先生方にとってもです。

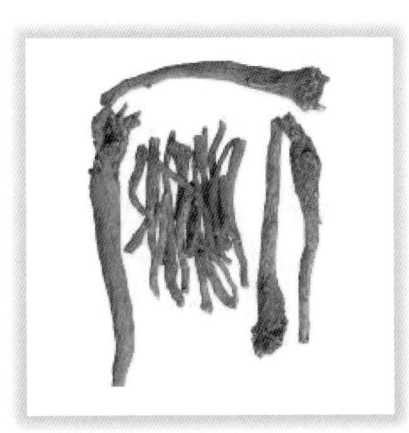

2 漢方保険適応その後

　さて，先に述べましたように，漢方製剤に健康保険が全面的に適応されたのは昭和51年ですから，もう30年の歴史があるわけですね。けれども，未だに「漢方って保険がきくんですか？」という質問を受けます。ちょっと残念ですね。その後，「漢方薬には副作用がない」といった神話と「西洋医学では対応できないさまざまな病態に有効」といった喧伝を背景に，飛躍的にその使用量が増えた時期もありました。確かに，漢方が多くの患者さんの福音となったことは事実でしょう。

　しかし，本当に漢方が西洋医学を中心にお仕事をされている先生方に受け入れられたのかどうかを考えてみますと，どうも疑問です。「効いた，効かない」を「西洋医学に対してどうなのか」という図式に当てはめすぎたのか，「驚くべき効果」が喧伝されすぎたのか，漢方の世界に興味をもち，まじめに勉強しようという多くの心ある先生方が「何か，漢方の世界って胡散臭い話が多いね。」と離れていかれたわけです。もうちょっと，普通に役に立つというお話が必要だったのでしょう。

　西洋医学的治療でなかなかうまくいかなかった病気が，漢方でよくなった，ということは，私自身患者さんの治療では経験していますが，それは宣伝することではないと思います。地道に努力している（とくに，養生の話を時間をかけて進めている）漢方医の姿をお伝えすべきでしょう。漢方薬が効くということは，治療者と患者さんとの共同作業なのです。

3 患者さんの訴えに耳を傾けること

　患者さんは，病室でいろいろなお話をされます。たとえば，肩こりの訴えを聞くと，西洋医学的には心筋梗塞の診断の手がかりにもなりますし，胆石症などの消化器疾患を疑うこともできるでしょう。あるいは，脳の血管造影をして，循環不全を指摘できることもあります。ただ，全体としてはそういった器質的な疾病を背景にする％はそんなに高くありません。ですから「ああ，またこの患者さん大げさにこんなこと言ってるわ」で片づけられてしまうことが多いわけです。でも，漢方を手がけていると，どんな些細な訴えにも耳を傾けることができるようになります。なぜでしょう？　それは，肩こりという症状は同じでも，具体的な訴えに対応できる手段があるからです。

　患者Ａ：「どのあたりって，先生，もう首全体がこりこりです」
　先　生：「それは葛根湯（かっこんとう）の適応でしょう」

　患者Ｂ：「頚から両肩にかけてとにかくこります」
　先　生：「なるほどね。桂枝湯（けいしとう）を出しておきましょう」

　患者Ｃ：「頚から背中にかけて棒が入っているようですね」
　先　生：「わかりました。柴胡桂枝乾姜湯（さいこけいしかんきょうとう）がいいでしょう」

　なんでそうなるの？　と，どうもなじめない方もおられるでしょう。実は，私もそうでした。しかし，こういった法則は，先人が漢方の古典を学ぶなかから実際の臨床経験（経験則）に基づいて残したもので，

「原則（理屈）だけではない」漢方治療のワザともいえるものでしょう。「なるほど，いろんな治療があるんやなあ」という程度で受けとめていただくとよいと思います。

　さまざまな訴えに対応できるのが漢方治療のよいところ，と述べましたが，それは決して不定愁訴に漢方がよいといっているのではありません。患者さんの抱えている問題を解決する手がかり，癒しとなる手段を多く有することを強調しておきたいのです。なかには「漢方なんてまったく効かない」とおっしゃる方もおられるでしょう。でも，最初の処方がどうであったか，何が効いているのか，どこが効いていないのかを治療する側と患者さんがいつも考えながら前へ進んでいると，振り返ったとき「ああ，やっぱり良く効いてるね。」ということになるはずです。

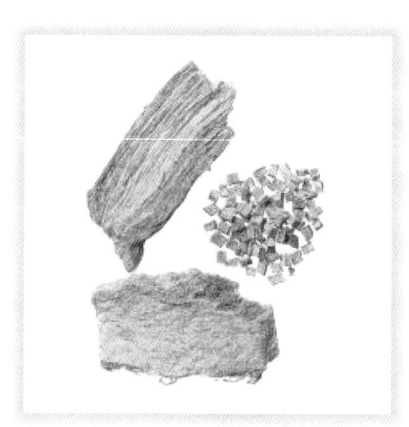

4 東洋医学のまなざし

　さて，私が勤務しておりました大阪市住之江区の病院では，診療所時代も含め発足以来40年以上，漢方を中心にした医療ということで，患者さんが東洋医学の考え方をよく理解してくださっているのがうれしかったですね。

　ところで，一般の西洋医学的診断および治療では，患者さんと接する場合，あまりにも「身体的な病気」に注意が向けられています。たとえば胃が悪い，循環器に問題がある，いや膵臓が原因というように，局所的な所見，人間の身体の一部の問題ですべてを説明してしまおう，という傾向になってしまっています。そして，その人が社会的な存在であることや精神的な苦しみがどうなのかに残念ながら関心が薄いことが多いようです。患者さんを社会的な存在とみることは，東洋医学の優れた視点です。

　では，どうして「身体的な側面」に相当の比重を置く西洋医学が重視され，東洋医学の良さがみえなくなっているのでしょう。その遠因として，医学教育も含めた明治以降の医療制度の問題があげられます。

5 東西両医学の考え方—人間をどうみるか

　西洋医学の歩みは，個々の事物をそれぞれ別々に，他と独立させて関連性を意識せず認識しようとしてきました。これは，科学（サイエンス）として「個を知らずして全体像は把握できない」という考え方が基盤になっていますから，正しい側面をもっていたといえます。しかし，こういった方法で認識された「個」を，固定化したもの，静止しているもの，その人の全体から独立したものとみなしてしまうところから問題が生じますね。なぜならば，人間は，いつも動的な存在だからです。時間的にも，空間的にも決して一つの地点には留まっていません。

　一方，東洋医学はどうでしょう。個々の分析よりも結合，つまり「全体」がまずどうなっているのか，をつかむことから治療がスタートします。これが「証（しょう）を把握する」ということです。私たちが患者さんといろいろなお話をしながら脈を診（み），舌を診，おなかを診るのは，「患者さんの証をつかむ，東洋医学的に理解する」ためです。いずれにしましても，「個」も「全体」も共に患者さんを治療していくうえで決しておろそかにしてはいけません。個々の意識を大きな全体的なものと結びつけ，一つの運動体として理解されるときに，将来の医学の発展があると思います。どちらが優位か，が問題なのではなく，人間に役立つ医療をめざすという観点が大切です。東洋医学を専門とする私たちは，まず「全体像」をしっかり見据え，西洋医学的な分析（血液検査のデータや画像診断）を判断材料としてしっかり活かすことで，患者さんにとって本当の意味での東西両医学が役に立つことになると考えています。

6 「未病ヲ治ス」という考え方

　私たちの基本的な姿勢の一つに「未病を治す」ことが挙げられます。中国の古典に「聖人ハ已（い）病ヲ治セズシテ未（み）病ヲ治ス，已乱ヲ治セズシテ未乱ヲ治ス」という一文があります。つまり，すでに病気が成立してしまってから（病気になってしまってから），あれやこれや必死になって治療するのではなく，現在はまだ病気とはいえないけれど，何となく元気のない時期にうまく適応できるように生活全般の指導を丁寧にしてゆきましょう，そしてそれが根本的に病を治すことなのですよ，ということが述べられています。

　私たち医師は，「患者さんを診察して，お薬を出す」ことだけでは，治療をおこなう立場としては不十分なのです。「治療」は，お薬をお渡しするだけではなく，食事のことや運動のことも丁寧にお話ししていかないといけません。

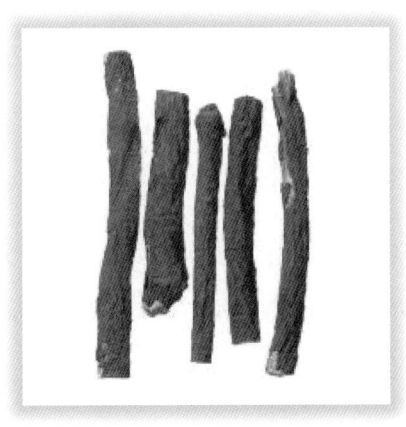

7 一に養生，二に看護（看病），三四がなくて五に薬

　五十代半ばの男性が来られました。「先生，健康診断を受けたところ，血圧が高いです，すぐに治療を受けてください，といわれました。脳出血が怖いので，早く血圧を下げてください。」ずいぶんせっかちな方です。

　　「わかりました。ところで，どのくらいの血圧なのですか。」
　　「上が160で，下が100だったと思います。」
　　「それは，いつの血圧ですか。」
　　「健康診断のときです。」
　　「でも，今日の血圧は，130と84ですから，それほどでもありませんね。」
　　「先生，でも早く薬を飲まんと，どんどん上がっていくんと違いますか。」
　　「そんなことないですよ。」

　患者さんは，ちょっと腑に落ちないなあ，という顔をしておられます。さらに，私は話を続けます。

　　「ところで，夕べは何時ころに休まれましたか」
　　「午前1時は回ってましたね」
　　「ちょっと遅いですね。お仕事の関係ですか」
　　「いやいや，面白いテレビ番組があってね，ちょっと遅くなったんですわ。まあ，いつものことですが・・・」
　　「（いけませんね，と心で思いつつ）○○さんは，タバコを吸われますか」

「一日に一箱か,まあそんなとこですね。先生,そんなことより,早く血圧を下げるお薬を出してくださいよ」

　私は,患者さんの脈を診たり,舌を診たりしながら(漢方診療の実際については,改めておはなしさせていただきます),いろいろとその患者さんの人となりや生活全般について理解しようと努めます。患者さんは,さっとよく効くお薬を出して欲しいと思っておられるわけですが,東洋医学の治療では「一に養生,二に看護(看病),三四がなくて五に薬」といわれるように,お薬がよく効く状況を整える努力が医師の側に求められます。

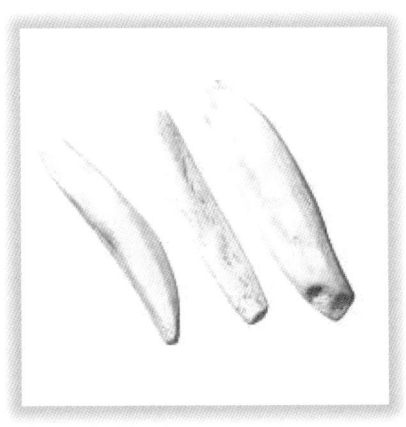

8 自然の治癒力

　医師は，死が目前に迫った患者さんをも助けるという使命があるわけですが，それには医師の優れた腕はもちろん大切ですが，患者さんは当然生きるはずの状態にあったことを謙虚に受けとめるべきです。「病を医するものは自然なり」と医聖ヒポクラテスも述べていますように，自然治癒力は医療の原点です。

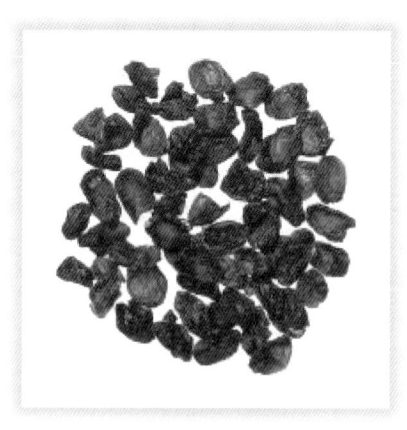

9 改めて，未病を考えてみましょう

「未病」の定義は，「未（いま）だ，病（や）まず」ですから，症状が生体にあらわれていなくても，からだの中に病（やまい）が成立しつつある状態です。漢方の考え方では，病気の原因を，内なる原因〔これを内傷（ないしょう）といいます〕と外からの原因〔これを外感（がいかん）といいます〕に分けて考えていますが，どちらが主かといえば，これはもう「邪気ノ侵入」ということで，外感から始まるものが主と考えています。

「未病」は，あるレベルまで外邪の侵入を受けてはいるが，内臓（五臓）にまで影響が及んでいない，つまり，生体の抵抗力〔これを衛気（えき）といいます〕は十分に機能している状態と考えられます。抵抗力が勝っているため，発病しないということですね。

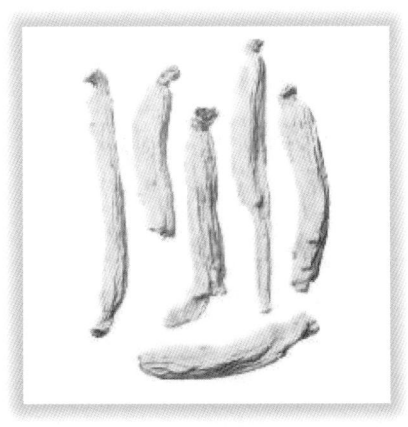

10 感染と発病の違い host-parasite relationship

　さて，インフルエンザが流行する年があります。しかし，インフルエンザウイルスが生体に侵入したからといって，「ああ，やられた」とみんながみんな発病するでしょうか。先ほどお話しした外からの邪気（いわゆる細菌やウイルスのことです）にばかり目が向いていませんか？ むろん，それらが病気の大きな原因であることは確かです。けれども，「発病」には，生体側の条件も，大きく関与しているわけです。西洋医学において，外邪に的を絞って有効な薬物が次々に開発されてきたプロセスにはすばらしいものがあります。しかし，生体側の条件をどう整えていくのか？　という発想はちょっと弱いですね。漢方治療は，この生体側の内部環境を整えることが大きな役割となります。どのお薬をとってみても，「抗生物質」的な考え方はありません。

　しかし，私が「ウイルスさん，どんとおいで」とばかりにかぜのシーズンにもゆったり構えていられるのは，漢方の「免疫機能の調整」に大いなる信頼感を寄せていられるからです。漢方薬の中に含まれている多くの生薬，人参（にんじん）であれ，柴胡（さいこ）であれ，基本的にホメオスターシス（生体を安定した状態に保とうとする働き）を強化・保持し，結果として免疫機能（生体の防衛力）を安定させ，それが疾病の予防につながるわけです。

11 漢方と民間薬について

　私は，大学病院の漢方専門外来で毎日診療していますが，「漢方の」先生と聞くと，初めて外来に来られた患者さんとの間でこんな話が交わされることがしばしばあります。

　「先生，私，昔から漢方大好きなんです」
　「そうなの。で，どんなくすり使ってもらってたの？」
　「そら昔は，センブリやゲンノショウコ，それはもう母親からよく呑まされました。苦かったですわ。最近，はぶ茶なんかも愛用してます。何でもこの調子でね。もう，漢方が好きで好きで」
　「・・・」

　ここで「それは，漢方と違いますよ。」と言ってしまえば，きっと患者さんは悲しく思われるでしょう。その方は，ハーブ（薬草のことです）に昔から関心があり，自分のからだに薬草はやさしい，と感じておられるわけです。私は，ここに接点をもちながら，でも漢方と民間薬はここが違うんだよ，というお話をしていこうと思っています。
　基本的に，薬は私たちの先祖が経験と勘によって（きっと，試行錯誤の連続だったのでしょう）発見され，整理され，語りつがれて，さらに観察が加わってここまできたわけです。これは，漢方薬でも西洋薬でも同じです。痛みに対するモルヒネなどはとくに有名ですね。これは芥子（けし）です。レセルピン（少し前まで，中枢性の高血圧の治療薬として用いられました）はインド蛇木（じゃぼく），クラーレは防已（ぼうい），などなど。
　漢方では，これらを単味（一種類のみ）で用いることはありません。組み合わせが大切なんです（これを配合理論といいます）。また，これ

らの複合体が，私たちのからだにどのように働きかけているか，も見つめる必要があります。ちょっと難しい表現をするなら，「臨床薬理学的観察」ですね。これに対して，民間薬はどうでしょう。経験的に効く，とされていても組み合わせて使用するという発想はありません。お腹が痛い，顔が浮く，関節が腫れたり痛かったり，こういった一つひとつの症状に効果があるとされても，からだ全体を考えに入れて治療してゆく発想はありません。これが単に「経験のみの薬」とされるわけです。つまり，基本的には対症療法ですから，薬草は使っていても考え方は西洋医学なんです。便秘によく使われる，センナの葉も漢方ではありません。もっとも，民間薬には使いやすいという利点があり，お薬としての将来性もありますから，医薬の宝庫ともいえます。

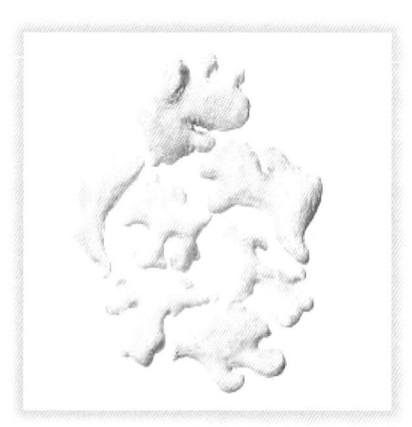

12 「苦い薬ほど良く効く」って本当なの？

よく「漢方薬は苦い」と思われているようですが，これも民間薬のイメージです。おじいちゃん，おばあちゃんから，「良薬，口に苦しだよ」っていわれたこと，ありませんか。でも，漢方では甘草などを処方の中に有効に活かしていますから，むしろ「甘い」と感じていただけるのではないでしょうか。私のところでは，お薬を味わって（？）いただいて，「こんなん，よう飲まんわ」といわれたら，処方全体を見直すようにしているくらいです。「飲めない薬は，効かない薬」なんです。

まとめますと，民間薬は，症状をどう軽減するか？ のみを単味で考えるのに対し，漢方は，陰陽虚実に基づく（このこともゆっくりお話させていただきます）診断と病態把握のうえで，配合理論に基づく薬方が与えられています。ですから，民間薬は一般のご家庭でもわりと容易に使われてきていますが，漢方薬として人間のしあわせに役立てるには，東洋医学的な診断技術が必要なのです。

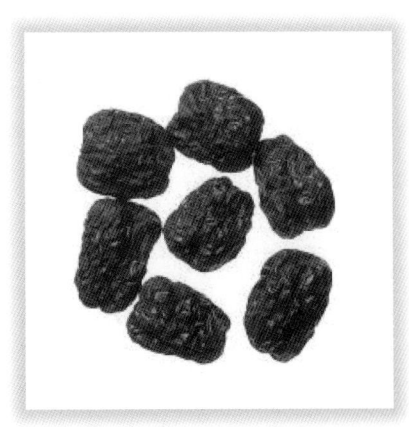

13 薬の組み合わせ─配合理論について

　では，その配合理論についてもう少し詳しくお話ししましょう。二つ以上の薬物を同時に使用する場合,その薬としての効果を考えるときに，相加・相乗といった協力作用と相反する作用でそれぞれのいい面がうち消される拮抗作用とがあります。この二つの薬物は，絶対に同時に使ってはいけない，という場合（これを配合禁忌といいます）もあります。こういった配合理論は，18世紀に近代西洋医学が生まれる中で科学的に考えられてきましたが，東洋医学の世界では，すでに紀元前より生薬を丁寧に組み合わせて使っています。こういった漢方薬の教科書が，神農本草経（しんのうほんぞうきょう）とよばれる書であり，ここに「君臣佐使」の考え方が述べられています。君薬は，その薬方のなかでもっとも大切な役割を果たす薬物で，臣薬は君薬の働きを強める，あるいは速やかに作用させる働きがあります。そして，佐薬は，副作用を予防し，使薬は，薬全体を呑みやすくするようにと調合されています。小柴胡湯（しょうさいことう）を例にとりますと，君薬は柴胡（さいこ）と黄芩（おうごん）で，臣薬は，生姜（しょうきょう：ショウガのことです）と半夏（はんげ）です。この二つで小半夏湯（しょうはんげとう）という胃腸の薬になっているくらいです。そして，残りの人参，甘草（かんぞう），大棗（たいそう：ナツメです）が佐使薬となって，調合されるわけです。一つの薬方の中に，七つの生薬が入っていて，見事なハーモニーを奏でていますね。ですから，漢方薬をお出しするときに，特別に胃腸を守るお薬を出す必要はありません。全部，そのなかに入っているのです。

14 漢方医学の病理観―気・血・水理論について

　私たち医師が患者さんを診察するとき，その人の病態をしっかりつかんで治療を進めていかねばなりません。その場合，かたち（形態）とはたらき（機能）の両面から理解してゆきます。例をあげましょう。「いつも胃の調子が悪くて・・・」とおっしゃる患者さんの胃の検査（俗にいう胃カメラ，つまり胃の内視鏡検査です）をしたとします。その結果「よかったですね。何ともないですよ。」とお話しするとき，「ええっ？そしたら何でこんなに調子が悪いの？」とすごく不満そうな表情の方が何人かおられます。「こんなに胃もたれがして，うっとうしい気分なのに，何ともないはずないやん」というわけですね。でも，こういった胃の検査はあくまでも「かたち」の検査であって，「はたらき」をみる検査ではありません。胃のなかに「がん」や「かいよう」がないというだけで，「どうもない」という裏づけにはならないわけです。もっとも，「はたらき」は「かたち」によって大きな制約を受けていますし，「かたち」は「はたらき」により，よく適応するようになります。漢方では，「はたらき」を「気（き）」，「かたち」を「血（けつ）」と表現し，これらの調和が健康を維持するうえで大切だと考えています。つまり東洋医学の治療とは，調和をめざす作業なのです。

　近代西洋医学は，その過程において，身体（BODY）を中心にすえました。精神的なもの（MIND，SOUL）はあまり考えていなかったようです。病態の把握も，あくまでも病理解剖学つまり「かたち」の変化が中心で，私たちのからだを静的なものとみなして考えていきます。ところが，実際の「病人さん」の治療においては，病態は絶えず変化していくわけですね。決して「静」ではなく，絶えず「動」なのです。ですから機能と形態の調和をはかる立場が何よりも必要なのです。「はたらき」だけの「気」の問題をも治療を進めていくうえで取り入れてゆくという

漢方治療のかんがえ方，ぜひ実感してください。もっとも，最近では西洋医学の分野でも心療内科をはじめ，MINDやSOULをBODYとともに考えるようにはなってきていますが・・・。

　そして，「血」は，広義の循環障害と考えられます。お医者さんから「血のめぐりが悪いですね，冷えてませんか？」とか言われたことありませんか。婦人科領域では，よく使われる概念です。「血の道症」なんてね，昔からよく言われてきた病態の一つです。こういった「気」「血」は，全身性である場合もありますし，局所的な症候である場合もあります。

　それでは，今ひとつの「水（すい）」はどうでしょう。この概念は，もともと「血」に含まれていたものです。しかし，東洋医学的には水分代謝異常として独立した病因ととらえてよいでしょう。これは，舌をみるとよくわかります。飲み過ぎた翌日など，ぜひごらんになってください。ボテッとした舌になっているはずです。

　このように，漢方治療では，生体を気・血・水という疾病概念でとらえ，治療内容（生薬）もまた気・血・水に分類して，その組み合わせによって，一人ひとりに見合った最善の治療薬（具体的な薬方）が与えられています。

15 薬の効き方について

　漢方医学と西洋医学の薬物療法を比較してみますと，漢方では自然の恵みである生薬を用いるのに対し，西洋医学では有効成分を化学的に合成して用いるという基本的な違いがあります。漢方治療は，人間が本来もっている，自然に順応し，良くなろうという生体の治癒反応を多様な角度から援助しようというわけです。長い歴史のなかで，多くの先人たちが草根木皮の試行錯誤をくり返し，その経験のなかでつくりあげられたわけです。ですから，漢方薬はあくまでも生薬の配合理論に基づいて組み立てられています。単味の使用は例外的です。

　また，生薬の一つひとつにも多くの有効成分が含まれていますが，この生薬をさらに組み合わせることによって，患者さんの個々の症状に対応するのはもちろん，そういった複数の訴えをもつ一人の人間に対する有効な薬方となります。これに対し，西洋医学では，生体から疾患を除去しようという考え方が中心にあり，人間全体に対する薬というよりも，生体の局所における作用という一面性が強調されています。確かに化学療法の開発が人間の歴史の中で果たした役割は多大なものがあります。ただ，結果として臓器組織への特異性が重視された薬物が数多く生み出されてきたことになり，薬物の生体反応における多面的な役割が軽視される傾向にあったともいえます。なぜでしょうか。それは，西洋医学的な病理観が，生体の臓器組織あるいは細胞単位で考えますから，疾病を「かたち」と「はたらき」との統合という立場に立って薬が開発されてこなかったところにも，一因があるように思われます。誰もが罹患するかぜ一つとってみても，感染と発病との間に未知の部分は多くあります。しかし，現在の病状からその展開を予測する，つまり病態は常に変化しているとみる立場で，機能と形態の統一的疾病と理解し，生体における生薬の多面的な働きを見直してみたいものです。

16 漢方医学のバイブル—傷寒雑病論(しょうかんざつびょうろん)のこと

　漢方薬を有効に活かして患者さんを治療する私たちが，一度は目を通すべき書物の一つが傷寒論（しょうかんろん）です。傷寒論は，西洋医学の教科書と違って，消化器や循環器といった系統的な臓器ごとに病態や薬方が記述されているのではなく，あくまでも患者さんに漢方薬を役立てるうえでの治療指示が書かれている書物で，成立は紀元200年頃（中国では後漢の時代）といわれています。張仲景（ちょうちゅうけい）の編著といわれていますが，あくまでも古来からの薬方を採録し，彼の疾病観をもとに編成されたものとみることができます。

　傷寒は，かぜ症候群に代表される急性熱性疾患と考えられていますが，病は変化する，そして病人も変化することを前提として書かれているところが特徴といえます。発病から死に至るまでの経過のなかから，代表的なパターンを取り上げて，それに対してどういった薬方を出すべきか，が記述されています。

　疾病は，生体の「かたち」と「はたらき」の不調和からくるものであり，その変化を私たち人間の体に備わっている自然治癒の働きを踏まえて，さまざまな病態が表現されています。患者さんにお薬を出したとき，その薬の効果との関連で生体はまた変わります。時として，生体の治癒反応を助けると同時に，回復しようとする力を妨げる場合もあるわけです。西洋医学の考え方では，治療とは自然現象を克服する，という立場ですから，お薬の特定の一面が強調されています。これに対し，東洋医学では自然に順応するという発想で，お薬のさまざまな作用を期待しています。わかりやすくいえば，病人さんの自力で治ろうとする方向を正しくとらえることが，東洋医学的な病態の把握であり，漢方薬は，あくまでもその援助の一つということです。

　東洋医学的な診断・治療は，「証（しょう）にしたがって治療を進め

る」のが原則ですから，まずは病人さんの証をとらえることから始まるわけです。証は，単に症候群の診断ではなく，現在の症候にいたった経過を踏まえて，これからどう病気が変化していくのかを予測することまで含んだものです。私は，患者さんの病態は常に変化していることを踏まえる，という発想をしっかりもつことで「かたち」と「はたらき」とを合わせて生体を見つめる必要性を痛感するわけです。

■■■ 傷寒論序文 ■■■

余毎覧越人入之診，望斉侯之色，未嘗不慨然嘆其才秀也。怪当今居世之士，曾不留神医薬，精究方術，上以療君親之疾，下以救貧賎之厄，中以保身長全，以養其生；但競逐栄勢，企踵権豪，孜孜汲汲，惟名利是務；崇飾其末，忽棄其本，華其外而悴其内。皮之不存，毛将安附焉　卒然遭邪風之気，嬰非常之疾，患及禍至，而方震慄；降志屈節，欽望巫祝，告窮帰天，束手受敗。百年之寿命，持至貴之重器，委付凡医，恣其所措。咄嗟嗚呼，厥身已斃，神明消滅，変為異物，幽潜重泉，徒為啼泣。痛夫　挙世昏迷，莫能覚悟，不惜其命，若是軽生，彼何栄勢之云哉　而進不能愛人知人，退不能愛身知己，遭災値禍，身居厄地，蒙蒙昧昧，惷若游魂。哀乎　趨世之士，馳競浮華，不固根本，忘　徇物，危若冰谷，至於是也

　余宗族素多，向餘二百。建安紀年以来，猶未十稔，其死亡者，三分有二，傷寒十居其七。感往昔之淪喪，傷横夭之莫救，乃勤求古訓，博采衆方，撰用『素問』，『八十一難』，『陰陽大論』，『胎臚薬録』，并平脈辨証，為『傷寒雑病論』，合十六巻。雖未能尽愈諸病，庶可以見病知源。若能尋余所集，思過半矣。

　夫天布五行，以運万類；人稟五常，以有五臓。経絡付兪，陰陽会通；玄冥幽微，変化難極。自非才高識妙，豈能探其理致哉！　上古有神農，黄帝，岐伯，伯公，雷公，少兪，少師，仲文，中世有長桑，扁鵲，漢有公乗陽慶及倉公。下此以往，未之聞也。観今之医，不念思求経旨，以演其所知；各承家技，終始順旧。省病問疾，務在口給；相対斯須，便処湯薬。按寸不及尺，握手不及足；人迎趺陽，三部不参；動数発息，不満五十。短期未知決診，九候曾無髣髴；明堂闕庭，尽不見察。所謂窺管而已。夫欲視死別生，実為難矣！

　孔子云：生而知之者上，学則亜。多聞博識，知之次也。余宿尚方術，請事斯語。

（漢長沙守南陽張機著）

17 証について

　さて，東洋医学では「証にしたがって治療法を考える」とお話ししましたが，こういったやり方を随証治療（ずいしょうちりょう）といいます。証はいわゆる西洋医学の症候群に近い概念ですが，「私，近ごろめまいや耳鳴りがひどくて困ってるんですよ。それに，何となく耳も聞こえにくくって・・・」「ああ，それはメニエール症候群ですね。さっそく，お薬を出しておきましょう。頭の検査もしましょうか？」という考え方ではなく，私たちがとらえているめまいや耳鳴りなどさまざまな症状をもつ病人さんのからだの中では，どういった治癒反応がおこっているかを判断しながらお薬を出すわけです。私たちは病気にかかると，体内で神経系，内分泌系あるいは循環系といった具合に多くの機能が内臓や細胞レベルで働いています。ありふれたかぜ一つとってみても，ウイルスや細菌の私たち人間の身体を攻撃する力とは別に，生体側の感受性や抵抗力を考える必要があります。そして，この外からの攻撃力と生体の抵抗力とのバランスが崩れたときが，発病の時期になるわけです。

　前にも述べましたように，ただ，細菌やウイルスが入ってきただけで病気になるのではありません。生体は，外からの攻撃に対していろんな抵抗手段をもっていますが，睡眠不足や毎日の無理がたたって免疫状態が弱っていたり，バランスのとれた食事がとれなくて栄養状態が悪くなっていたりいますと，発病しやすくなります。それで，発病してしまったらどうなるかについては，私たちの生体のなかでは常に身体を守ろうとしてさまざまな機能が働いています。また自覚症状としての発汗や嘔吐・下痢も生体を守ろうとする反応の一つなのです。熱が上がると汗を出して熱を下げようとしますし，消化管内の毒性の強い細菌やウイルスは速やかに外に出してやらなければなりません。ですから，患者さんを診察したとき，この症状は病気を治すために大切と判断することも多い

わけです。一日も早くよくなるために必要な症状,と判断するわけです。そうは言っても,同じ汗を出させる治療を進めるにしても,どの程度の発汗でとどめるか,が大切なことはいうまでもありません。また,内臓,とくに心臓や腎臓の働きが弱っている患者さんなら,同じ症状であっても「これは,治癒反応や」と判断してはいけません。生体の代謝のバランスをとる薬方〔これを漢方では和法(わほう)といいます〕が第一選択になります。要するに「証」というのは,生体側の防御反応を十分に考慮して,その変化に対応しながらお薬を考えていくことです。ですから,漢方治療というのは,患者さんのどのような病態に対しても,そのレベルで役に立つ方剤を考えることができるわけです。患者さんのからだの中の変化を考えるところがポイントです。

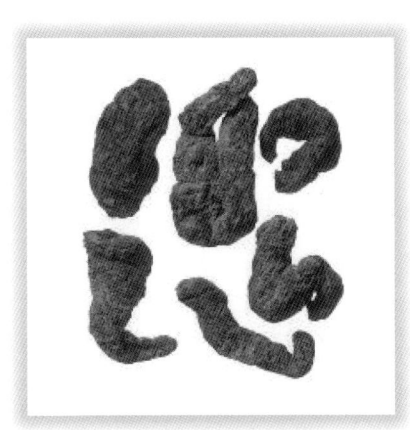

18 患者さんを診ること

　さて,医者が患者さんを診る,ということはどういうことでしょうか。「えっ？　何を今さら・・・先生どうされました？」と思われるかもしれませんが,まあ聞いてください。私は患者さんを診察するとき,いろいろなお話をします。たとえば,

「今日は何時に起きましたか？」
「毎日便は出てますか？」
「昨日は仕事で無理したんとちがう？」などなど。

　こういった一見何気ないお話が,実は大切なのです。患者さんの日常が,かなりはっきり浮かび上がって,その方の生活全体がイメージできるかどうかが漢方治療の第一歩なのです。たとえば,かぜで患者さんが来られたとしましょう。

「先生,からだがガタガタふるえて,頭が痛いんです。」
「たいへんやね。それはいつからなの？」
「そうですねえ,昨日ぐらいからでしょうか」
「ご飯食べてるの？」
「食欲はあるんです」
「そうですか,じゃあ,べーっと舌を出して下さい」
「べーっ」・・・

　この方が,普段は体力のある人で働き盛り,そして仕事を休める可能性があるならば,葛根湯をお出しするだけで,まず大丈夫です。舌の先端が赤ければ,葛根湯の正証(せいしょう)ですから,1～2包のむだ

けで，もうその日のうちに治っちゃいますね。抗生物質なんか，もちろん要りません。ところが，です。確実に休養がとれるのであれば，葛根湯や麻黄湯といった桂枝・麻黄のお薬を服用して，あっという間に治ってしまうことが多いのですが，みなさん，いかがですか。すぐに休めますか。

　「明日は仕事どうするの？」
　「もちろん行きますよ。そんなん，休めるくらいやったらここ（加賀屋病院）に来ませんよ。」

　私は，よく「休みなさい，養生しなさい」というので，
　「先生は，二言目には休め休めと言わはるけど，そんなんむりむり」
　と，よく患者さんに言われます。まあ，それはそうですね。しかし私は，「休みなさいね」とお話ししたときの患者さんの表情をみて「休める人，休めない人，強く説得すれば休める人」を判断しています。休めない人は，どうしても不養生になりますから，桂枝・麻黄のお薬に，小柴胡湯（しょうさいことう）に代表される柴胡剤を併用していきます。「休まんとあかんよ」というのは，「休めへんかったら治らへんで！」というおどしじゃないんです。その患者さんに適切な薬方が，こういったやりとりで考えられるのです。ここではもちろん，ニコニコとしてお話ししないといけません。こわーい表情で「休め！」じゃだめなんです。ちょっと強く説得すれば休めそうな人だけに，わざと眉間にしわ寄せて「しっかり休みなさいね」とお話しています（そのつもりですが・・・）。

1部　漢方医学

■漢方医学の四診（望，聞，問，切）

【望　診】

　漢方的診断は，望，聞，問，切の四診を用い，総合的に判断して「証（しょう）」を決めます。望診は視覚によって観察するわけで，西洋医学のINSPECTIONに相当しますが「望ンデ之ヲ知ルヲ神トイウ」とありますように，観察力の鋭さが，医術には大切であると考えられています。また，「病，内ニ在レバ，応，外ニ表ル」といわれるように，体表の観察から患者さんの病状を理解します。望診は，神，色，形，態に分けて考えます。神は，精神，神気，神志などを意味し，色調と形態を含んだ総合的な印象です。中国の古典である黄帝内経（こうていだいけい）・霊枢（れいすう）に「神気ヲ失フモノハ死シ，神気ヲ得ルモノハ生キル」と書かれています。血液検査のデータが少々悪くても，神気があれば予後は良好と考えてよいでしょう。しかし，神気が虚している状態では，しだいに病状は悪化してゆくわけです。

　色は色調（血色），光沢，栄養状態などの観察で，漢方の代表的な病理観である瘀血（おけつ）症とか虚寒証を判断します。形と態は，「かたち」と「はたらき」という意味で相互関係にあります。患者さんと向き合ったとき，私のほうをしっかり見つめ，からだの動きがよい状態であれば，治りやすいと考えます。しかし，大儀そうで何となく動きが悪く，うずくまるような感じで壁の方に向かって臥し，人をみることもおっくうがっているようでは，治療に難渋することを覚悟します。西洋医学においても，歴史的にチフス様顔貌，テクヌス顔貌，ヒポクラテス顔貌といわれるように，くわしい観察があり，これらの所見は今でもある程度参考になります。しかし，漢方では視（目を止めて見つめる）診といわずに望（つま立ちをして遠くを望む）診としている意味を考えておく必要があります。古く，「霊気を望んでその妖祥（ようしょう）をみる」とか「望気によって敵情を察する」といわれますように，単に目で

見えるものを視る，観察する，だけでなく，目に見えないもの，つまり患者さんの背景にあるものを望視する，というわけです。「医学はすべて観察にある」と述べたランネックの思想よりも深いものがあります。

【聞　診】

　聞診は，患者さんの声を聞き，臭気を嗅ぐことから病態を理解します。音声には言語，呼吸，咳嗽（がいそう：せきのことです）などがあり，感情の起伏と関係があります。楽しいとき，悲しいとき，それぞれの心のありかたによって変化しますが，一時的な怒りによる「急」声，うれしいときの「和」声などは病態と直接には関係しないと考えています。言葉を話したがらない，小さくて話がとだえる，前後の続きがはっきりしなくて，一つのことを二度も三度もくりかえす，こういった方は虚証と考えます。これに対して，言葉がはっきりとよく通り，積極的にお話される方は実証でしょう。

　臭気の判断は，環境的な要因に分けて考えます。口臭も，消化不良によるものか，あるいは，むし歯，ちくのう症，呼吸器疾患によるものか，を考えます。たとえば消化器疾患ではすっぱいにおい，歯科疾患ではちょっと腐ったようなにおい，そして呼吸器疾患では生ぐさいにおいになります。咳は同時にぜろぜろと喘鳴（ぜんめい）を伴うか，乾いた咳か，たんを伴う咳か，きれ易いたんか，きれにくいたんか，夜間に多いか，起床時に多いか，など「問診」と関連することが多いのですが，こうした内容を聞くことによって具体的な薬方を考えることができます。一般に喘鳴を伴う咳嗽には麻黄（まおう），杏仁（きょうにん），五味子（ごみし）の配合された薬方，麻黄湯（まおうとう），小青龍湯（しょうせいりゅうとう），麻杏甘石湯（まきょうかんせきとう）などをお出しします。また乾いた咳の続く場合には，滋潤剤（潤すお薬）である地黄（じおう），麦門冬（ばくもんどう），人参などの配合された薬方，麦門冬湯（ばくもんどうとう）や参蘇飲（じんそいん）などですね。こうし

た薬方はたんが切れにくい揚合にもよいわけです。ただし，たんの量が多い患者さんに出しますと，かえって咳嗽は止まりません。また，胸痛を伴うときには柴陥湯（さいかんとう）を考えます。

【問　診】

　洋の東西を問わず診断学のなかで問診の占める比重は高くなっています。東洋医学の待徴は，現症（今の病状）の問診で，発熱，発汗，二便（大小便），頭痛，食欲，口渇，口乾などについて，主訴と同時にくわしく聞くことが大切で，これらによって独特な陰陽（いんよう）虚実（きょじつ）の病態を知ることができます。一つひとつみていきましょうか。

　さて，発熱は，体温計による数字だけでなく，患者さんが熱感があると自覚すれば「熱」証とみます。一般に寒けをともなえば「寒」証（かんしょう）と考え，桂枝湯や麻黄湯，葛根湯の適応と考えますが，高齢の方の肺炎は，熱の自覚もなければ，体温計で37度以下のことも多く，陰証の麻黄附子細辛湯（まおうぶしさいしんとう）が適応する場合が多いです。

　発汗は，日中に自然に出たり，少し動くことによって出たりする場合を自汗（じかん）とよび，この段階ではまだ陽証（抵抗力が落ちていない状態）と考えます。これに対し，睡眠中の発汗は盗汗（とうかん）とよばれ，こちらは陰に落ちていると判断します。一般に陰証では発汗のないことが多いです。また，頭汗（ずかん）とよび，頚から頭部にかけて汗の出ることがあります。茵陳蒿湯（いんちんこうとう）や柴胡剤の適応です。

　便通の問題は，腸管に「熱」があっても「寒」があってもおこりますが，熱があれば大黄（だいおう）を中心に，寒があれば附子（ぶし）や乾姜（かんきょう）を中心にした薬方を与えます。

　頭痛の場合も，患者さんが氷嚢（ひょうのう）を当てることを好むか，

温湿布を好むかにより，薬方が変わります。

　食欲ですが，病の初期では障害されていませんから，もし食欲が落ちているのであれば，すでに疾病は進行していると考えます。この場合「食べられない」のか「食べたくない」かを区別する必要があります。

　口渇は，口がかわいて水を飲みたがることですが，冷水を好むか，温湯を好むかによって陰陽が分れます。また口内が乾燥して，口をすすぐくらいですませるのであれば，口乾ととらえ，すべて虚証として滋潤剤の適応になります。

　問診は患者さんの訴えを丁寧に聞くわけですが，漢方では問診そのものが治療につながるものと考えています。つまり問診が終わった時点で，患者さんがほっと安心し，同時に自覚症状が少し和らぐ，そんな問診でないとダメだということです。

【切　診】まず脈診です

　切診には脈診と腹診があり，触診によって病態を知ります。漢方的に脈は，浮，沈，遅，数（さく），滑，渋（じゅう），虚，実，長，短，洪，微，緊，緩，弦，孔，革，牢，濡（なん），弱，散，細，伏，動，促，結，代（たい），疾の28脈があります。西洋医学的に脈を診る湯合は，まず脈拍数をみます。正常は毎分60〜100ですから，これより速い場合を頻脈，おそい場合が徐脈ですが，漢方では前者を数，後者を遅とよびます。リズムの不整には，洞性不整脈，期外収縮（上室性，心室性），刺激伝導障害があり，これらは心電図によって鑑別しますが，陽証の不整脈を「促」，陰証の不整脈を「結」，期外収縮を「代」とよびます。

　西洋医学では触診している指をもち上げる強さから脈拍の大，小をみますが，これは心臓から血液を全身へ拍出する力や動脈内の血液量，動脈壁の緊張の状態で異なります。漢方的に大脈は「浮」，「洪」，小脈は「沈」，「細」とよびます。また触診するIV指（薬指）によって血管を圧迫し，II指（人差し指），III指（中指）に脈が触れなくなるのに要する

力の程度によって脈の緊張度をみています。緊張度の高いものが硬脈，低いものを軟脈とよびます。漢方的には前者は「緊」，「実」，後者は「緩」，「微」とよびます。緊・実の程度のやや軽い場合が弦脈で，肝疾患や呼吸器の疾病の場合にあらわれることが多いといわれます。

　西洋医学では脈拍が急激にふれて消失するものを速脈，徐々に高くなって消えるものを遅脈とよびますが，漢方的には前者が「滑」，後者は「渋」とよびます。滑脈は玉をころがすように，なめらかにやってくる，という表現があります。水分の代謝障害，消化吸収力の低下，妊娠時にでやすい脈象です。渋脈のもっとも弱い状態を「嗇（しょく）」とよびます。

　西洋医学的な脈の診かたと漢方的な脈を対比して考えてみましたが，まったく一致するわけではありません。しかし病態を理解するために，脈診は大切な診察手技であり，注意深い観察と経験のなかで体得されるものと考えています。

【切　診】腹診と具体的な薬方です

　腹診は病態を把握するうえで，日本漢方の場合，とくに重視しています。したがって内科疾患のみならず皮膚科，眼科，耳鼻科などの疾病でも腹診を行い，虚実を判断しています。

　西洋医学的には腹壁の緊張をとるため，わずかに股膝関節を曲げて触診することが多いのですが，漢方では一般に両下肢を伸ばした仰臥位で触診します。西洋医学では浅い触診（滑走触診）と深い触診をおこないますが，漢方では主として浅い触診によって判断します。「内臓皮膚（体壁）反射」という考え方により，臓器の皮膚反応点，反応面を指頭感覚で把握します。古人は「外感（がいかん＝急性熱性疾患）では脈を主にし，内傷（ないしょう＝慢性消耗性疾患）は腹を主とする」と述べています。

　漢方的腹診のなかで特徴的な所見に「胸脇苦満（きょうきょうくまん）」

があります。肋骨弓下の抵抗で自覚的にもありますが，他覚的には肋骨弓下から指頭を胸腔内に圧迫した時に抵抗があり，このとき患者さんはちょっと苦痛を訴えます。柴胡剤の適応ですが，必ずしも肝臓や脾臓の腫脹とは比例しません。左右ともにあらわれる場合といずれか一方のみの場合もあります。「心下痞鞕（しんかひこう）」は心窩部のつかえ感のことです。「心下痞」という場合は自覚症状のみですが，痞鞕の方は他覚的に抵抗があります。瀉心湯類（しゃしんとうるい）や人参湯を考えます。「心下支結（しんかしけつ）」は心窩部の腹直筋の緊張がとくに強い場合で，芍薬（しゃくやく），柴胡（さいこ）を主薬にした薬方が必要です。腹直筋の緊張が下腹部にまでおよぶ場合は，拘攣（こうれん）とか裏急（りきゅう）とよび，虚証，陰証にあらわれることが多く，小建中湯（しょうけんちゅうとう），大建中湯（だいけんちゅうとう），柴胡桂枝湯（さいこけいしとう）などの適応です。「少腹不仁（しょうふくふじん）」「臍下不仁（せいかふじん）」といって下腹部に力がなく，フニャフニャとした場合は陰証と考え，八味地黄丸（はちみじおうがん）などの適応です。下腹部のS字状結腸を中心に抵抗のある場合が「少腹急結」で，これは瘀血（おけつ）の腹証です。桃核承気湯（とうかくじょうきとう）や桂枝茯苓丸（けいしぶくりょうがん）が必要となります。「心下悸（しんかき）」「臍下悸（せいかき）」といわれますように，腹部大動脈の拍動を自覚したり触知したりする場合には黄連（おうれん），茯苓（ぶくりょう），人参をそれぞれ主薬にする薬方を考えます。

　最後に「腹満」の判断ですが，お腹を診察したときに患者さんが痛みを訴えたり，その他腹水，炎症の有無，便通の状態などによって陰陽，虚実を判断しますので，同じ病名でも薬方を異にします。

19 三陰三陽六部（りくぶ）の考え方

　さて，いつもお話しておりますが，漢方治療は，西洋医学的な「病名」に対応して薬方が決まってくるのではなく，病気の経過，つまり「病期」に対応する薬方を考えます。ですから，患者さんと向き合ったとき，その方の病名が何であるかも大切ですが，まずどの病期にあるかを考えるわけです。病期は，患者さんの治癒反応のあらわれかたによって分類されます。これが三陰〔太陰（たいいん），少陰（しょういん），厥陰（けっちん）〕，三陽〔太陽（たいよう），陽明（ようめい），少陽（しょうよう）〕の考え方です。六つの病期に分類しますので，六部（りくぶ）の考え方ともいわれます。

■かぜのひき始め…太陽病と少陰病

　一般的に，病は太陽病から始まると考えられます。太陽病は，脈状は浮で，悪寒，発熱，頭痛，項背部痛を伴い，もともと健康な人がかぜなどの急性熱性疾患に罹患した場合の初期症状に似ています。代表的な太陽病の薬方は，桂枝湯（けいしとう），麻黄湯（まおうとう），葛根湯（かっこんとう）などで，いずれも汗を出させたり，熱を冷ましたりする働きがあります。この太陽病は健康な人が病気になったときの初期症状ですが，高齢の方や基礎疾患として心臓や腎臓に病のある方がかぜに罹患しますと，ぞくぞくっとした感じはあっても発熱は軽度，脈状は沈んでいる，そして自覚症状は足が冷え，頭が重く，何となく気分が悪いなどの症状とともに，ただ横になって寝ていたい，という訴えになります。こうした病態を，陰から発した病として少陰病とよびます。真武湯（しんぶとう），麻黄細辛附子湯（まおうぶしさいしんとう），麻黄甘草附子湯（まおうぶしかんぞうとう）などの薬方を用います。いずれも強

心,利尿作用があります。太陽病も少陰病も,とも表証の病ですが,自覚症状として太陽病では熱,少陰病は冷えを感じる病態です。

■お腹の調子がもう一つ…陽明病と太陰病

病が長びくと消化管に病が進行します。この病態を陽明病と名づけます。「胃家（いか）実,是ナリ」といわれるように,便秘,腹満,鼓腸,決まった時間に熱が出るなどの症候です。はしかの発疹期などは陽明病期にあたります。消化管,つまり漢方的には裏（り）に熱がある病態ですから大・小承気湯（じょうきとう）や桃核承気湯（とうかくじょうきとう）をお出しします。いずれも大黄を主薬にした緩下剤ですが,漢方における大黄は,「結実（けつじつ）ヲ治ス」といわれるように抗炎症作用をもつ薬方です。糖尿病などで口渇が強い場合も陽明病と考えますが,このときは「熱を冷ます」という発想で,石膏（せっこう）を主薬とする白虎湯（びゃっことう）をお出しします。

これに対し,消化管に寒（かん）のある病態は太陰病と名づけられ,自覚症状は陽明病と似ていますが,脈状は微,細で,同じお腹が張った状態でも,陽明病の実満（便がたまった状態）と異なり虚満（ガスがたまった状態）です。したがって,強い下剤を使うことは控え,大・小建中湯（けんちゅうとう：中は胃腸のことです）,桂枝加芍薬湯（けいしかしゃくやくとう）などの薬方を与えます。いずれも腸管の調整作用が主になります。

■もっとも多い少陽病

さて,私が外来診療の場で,もっとも多く出会うのは少陽病の患者さんです。漢方の教科書である傷寒論（しょうかんろん）では少陽病の概念として「口苦（こうく：口が苦い）,咽乾（いんかん：口渇と異なり

1部 漢方医学

のどの乾燥感)，目眩（もくげん：難聴やめまい）アリ」と述べられています。これらは自覚症状で，他覚的には，脈は弦であり腹診上，肋骨弓下および心窩部に抵抗があります。急性熱性疾患の経過では往来寒熱（おうらいかんねつ：熱が出たり下がったり）をきたす時期です。「病位ハ半表半裏（はんぴょうはんり）」にあり，と述べられていますが，心臓，呼吸器，消化器，腎臓などの内臓障害をともなった病態と理解してよいでしょう。したがって食思不振（陽明病位のように食べられない状態でなく，食べたくない状態）が自覚症状の基本症状となります。具体的な病名では，肺炎や胸膜炎にみられる胸脇部の圧重感，疼痛また慢性の肝・胆・膵炎にみられる上腹部全般のつまった気持ち悪い感じや鈍痛・抵抗，右心不全の際の呼吸困難（かつて心臓喘息とよばれた病態），浮腫，腹水貯留などの症候があります。この病位の薬方としては，消炎，解毒，利尿が中心になり，柴胡（さいこ）剤が繁用されます。しかし苓朮（りょうじゅつ）剤，瀉心湯（しゃしんとう）類，木防已湯（もくぼういとう）なども与えられます。

■生命の危険が…厥陰病

　少陽病は，熱が原因となった内臓障害ですが，寒が原因となる場合は，厥陰病（けっちんびょう）とよびます（臓器の変性，壊死を含め代謝機能の低下した病態）。厥陰病は，陽の気は上に上がったまま，陰気は下に残ったまま，つまり陰陽の二つの気がバラバラになってうまく身体をめぐらないため手足が厥冷（けつれい：強い冷え）するわけで，上熱下寒（じょうねつげかん）の病態です。口乾がつよく，動悸を訴え，食欲はあるようでも食べると嘔吐が起こり，かえって苦しみます。これはたいへん，と誤って下剤などを与えますと，下痢が止まらなくなります。「陰極マッテ陽ニ転ズ」といわれるように，「正に精気が尽きんとする」病態であるにもかかわらず，かえって一見元気な印象を与えることすら

あります。患者さんをよく観察することが大切で，こうした病態には四肢の厥冷を回復させるために，乾姜（かんきょう）や附子（ぶし）などの新陳代謝機能亢進剤を主薬にした薬方を速やかに与える必要があります。四逆湯（しぎゃくとう），四逆加人参湯（しぎゃくかにんじんとう），茯苓四逆湯（ぶくりょうしぎゃくとう）などを煎じてお出しします。

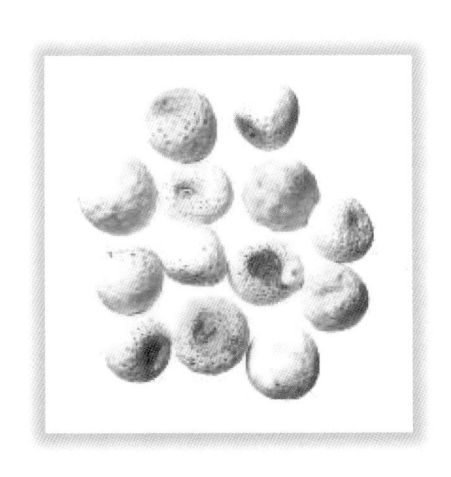

20 虚実の考え方と薬方

　さて，漢方治療は，病態を陰陽と判断することに加え，「虚実」の区別によっても薬方を考えてゆきます。陽証のなかの実証に対する処方がよく知られていますが，その他に陽証の中の虚証，陰証の中の実証，陰証のなかの虚証の四型に分類します。そして，それぞれの病型に対応して薬方が考えられます。「虚」とは空虚，なんにもない，からっぽという意味ですから，生き生きとした気持ち（これを精気といいます）の衰えた病態であり，病邪（病気をおこさせる原因）に対し，生体の防御反応が衰えた病態といえます。「実」は，充実の意味で，しっかりしているわけですから，病邪に抵抗する体力が十分に備わった状態です。私が虚証の人にお出しするお薬を考えるときに，とくに気をつけていることがあります。それは，麻黄（まおう）や桂枝（けいし）といった発汗作用のあるお薬を用いて汗を出させたり，瓜蒂（かてい：瓜のへた）を用いて吐かせたり，便秘があるからといって，いきなり十分量の大黄（だいおう）や芒硝（ぼうしょう）で下すことはしてはいけないことと教えられています。もっとも，瓜蒂は現在市場に流通していませんから，保険診療では用いることはまずありませんが・・・。こういった場合には，まず，体内の調整を図るという意味で和法（和解の意，消炎，強心，利水）を主とした薬方を与えます。これに対し，実証の人には，病期に応じて葛根湯（かっこんとう）や麻黄湯（まおうとう）といった発汗作用の強い薬方や承気湯（じょうきとう）類，とくに大承気湯といった瀉下（しゃげ）剤を十分に与えることが必要です。

■虚実のイメージ

　一般的に，あの人はがっちりしてるね，とか，あの人はもともと弱い

から，といった表現をされることがありますね。そうです。一般的に，頑健な体格の人を「実証」と考え，虚弱な筋骨の発育の悪い人を「虚証」と考えがちですが，平素健常な時の体格や体質は，その方が病気になった場合の「虚実」とはあまり関係のないことが多いようです。健康な状態は「陰陽虚実トモニ和ス」といわれますように，虚実のバランスが調和している状態であり，虚実の概念はあくまでも患者さんを対象にした表現です。西洋医学的に，交感神経系の緊張型（いつもイライラしていて，ちょっとしたことでむかっと腹を立てるような人ですね。あなたの側にも，ほら，おられるでしょう？）を実証，副交感神経系の緊張型（何となくごろごろしている人をさすのでしょうか）を虚証とよぶ考え方もありますが，これも「虚実」を自律神経系統という生体の一部分の作用のみによって判断することは，漢方治療上誤った判断につながる可能性があります。虚実の判断は，生体のすべての働きを総合的に観察していかないといけません。

■虚実の本質を考えてみましょう

要するに虚実は，あくまでも相対的な概念であり，さまざまなレベルがあります。したがって一律に「ここまでが実，ここからが虚」といった具合に線を引き，画一的に「あなたは実証ですね，おや？　あなたは虚証でしょう」と論ずることはできません。虚実の判断は，漢方診療の根本に関係しますが，実際の臨床では，患者さんが健康であった状態と比較して，今がどう変化しているかをみる必要があります。

また「表虚（ひょうきょ）裏実（りじつ）」といわれますように，表（目に見える部位）が虚して裏（目に見えない臓器組織）が実の場合がありますし，またその逆もあります。「なんか，わかりにくいなあ」という声が聞こえてきそうですが。もうちょっとがんばって読んでみてください。

さらに,「実ノ中ニ虚ガアリ，虚ノ中ニ実ガアル」といわれますように，虚実が複雑に交錯している場合もあります。さらに患者さんの全般的な病態だけでなく，局所的な臓器の問題として，たとえば「腎虚（じんきょ）」や「脾胃（ひい）ノ虚」あるいは「肝ノ実」としても診断します。見た目で判断しているわけでは決してないのです。

■虚実から薬方を考えてみます

　虚実の観点で治療法をお話させていただきます。まず，虚に対しては，先ほどもお話させていただいたように補剤（ほざい）〔細辛（さいしん），人参（にんじん），附子（ぶし），桂枝，乾姜（かんきょう）など〕，実に対しては瀉剤（しゃざい）〔大黄，芒硝，麻黄，石膏（せっこう）など〕を与えることが原則とされます。瀉剤の「瀉」とはあり余っているものを除くという意味です。下剤を与えることは瀉法の一環ですが，便秘の患者さんでも，大黄や芒硝といった代表的な下剤は使えない虚証の方が結構おられます。一律に難儀な便秘症ということで，これまでも長期にわたる下剤が使用されている場合が多く，さんざん腸管が痛めつけられています。「おーい，もう，助けてくれー」と叫んでいる腸管の訴えにも耳を澄まさねばなりません。この場合は，大黄・芒硝を含まない小建中湯（しょうけんちゅうとう）や駆瘀血剤の加味逍遥散（かみしょうようさん），ちょっと強いかもしれませんが桂枝茯苓丸（けいしぶくりょうがん）などを量に注意してお出ししないといけません。心したいところです。

21 瞑眩（めんげん）について

　漢方診療を進めていくうえでは，よく瞑眩現象とよばれるものがみられます。この言葉は難しいですが，決してわかりにくいものではありません。これは，生体の治ろうとする反応のなかで，一定期間めまいや鼻出血，のぼせ感など，一見不快な反応があらわれることです。瞑眩は，薬の副作用や中毒症状とは本質的に異なるものです。もしも副作用であれば，どうなるでしょう。患者さんが，その処方を継続的に服用することによって不快な症状はさらに増悪しますが，瞑眩であれば，反応は一時的であり，そのお薬を連用することによって，初めにあらわれた不快な症状はもちろん，もともとの疾病自体が治癒に至るわけです。確かに，患者さんに漢方薬をお出ししたごく初期にこうした反応があらわれるわけですが，これを瞑眩とみるか，副作用とみるかを鑑別するには，それなりの臨床経験が必要でしょう。尚書（しょうしょ）という書物には「もしも薬を出して，瞑眩しないようであれば，疾病は治らない」と述べられていますし，江戸時代の著明な医師・吉益東洞（よしますとうどう）も，「薬の効果がある時には，かならず瞑眩があり，これは結構苦しいものである」と述べています。漢方の教科書・傷寒論の中では，瞑眩はどう書かれているのでしょう。ありました，ありました！「麻黄湯（まおうとう）服薬後，熱感を覚え，苦しみ，めまいを訴えることがある。また激しい場合には鼻出血をおこして治癒することがある。いずれも薬の反応のためで，治癒に向かう経過であらわれる症候である。」「胸脇苦満のみを目標として柴胡剤（さいこざい）を与えてよろしい。もし，大黄（だいおう）などで下した後，まだ柴胡の証があればさらに柴胡を与えてよろしい。この場合，薬を服用したためにかえって発熱し，汗が出て治る，これは瞑眩である。」と述べられています。

　こうした例は，小青龍湯（しょうせいりゅうとう）により子宮出血が

あったが，その後長く患っていた気管支喘息が治癒したとか，生姜瀉心湯（しょうきょうしゃしんとう）によってはげしい嘔吐をきたしたが，その後，消化器症状全般が改善した。また重症の妊娠悪阻に対し，半夏厚朴湯（はんげこうぼくとう）を処方したところ，服薬後これも激しい嘔吐をしたが，しばらくすると鎮り，一か月近くほとんど食べられなかった病人が喜んで食事ができるようになった，など，例をあげると枚挙に暇（いとま）がありません。私も，患者さんが大建中湯（だいけんちゅうとう）服用後めまいと胸苦しさを訴えられましたが，しだいに楽になり，過敏腸症状が知らぬ間になくなったという経験があります。なぜこういった現象が起こるのか，これは薬物代謝の研究成果に期待するところ大です。経験的に，こうした反応は多くの漢方医の知るところです。ですから，「あの薬飲んだら，余計に悪くなった」ということで，パッとお薬を止めてしまうのではなく，なぜそうなるのか，そのまま飲み続けるべきなのかどうか判断が必要なところです。

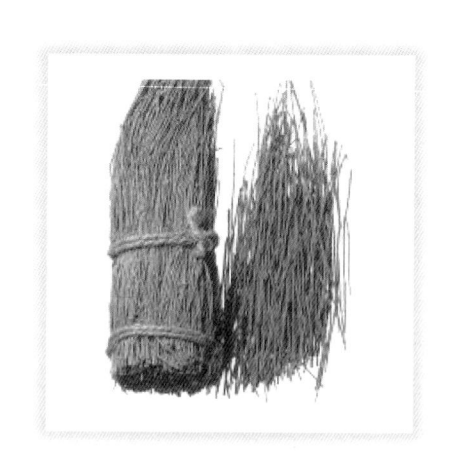

22 誤治をどう考えているのか？

　2002年の東京女子医大の例をあげるまでもなく，西洋医学において「誤診」は大きな問題としてとりあげられています。同様に，漢方医療の場でも「誤治」に対する医師の責任は，古くから追及されています。「何ノ逆ヲ犯スカ（誤治のことですね）ヲ知リ，証ニしたがって之ヲ治ス」。つまり，脈侯と症候（証候）を丁寧に診察（観察）するなかで，どのような逆治，誤治が病人に対してなされたかをよく考え，病気が進行しているのか，治ろうとしているのか，その証候を見きわめる必要がある，と述べられています。「脈浮，数（さく：脈拍数が多いということです）ナルモノハ，当（まさ）ニ汗出デテ癒（い）ユベシ。若シ医，之ヲ下セバ身重シ，心悸ス（胸苦しくなる）。汗ヲ発スベカラズ」つまり，汗を発することによって治癒に至る患者さんに対し，便秘があるからといって下剤を与えることは「逆の治療」になるわけで，身体が重く，心悸亢進をきたす，と述べています。また「心下悸シ，上衝シ，起テバ則チ頭眩（めまい）シ，小便不利スル苓桂朮甘湯証ニ対シ，汗ヲ発スルトキハ経ヲ動カシ（循環系に異常を与えること）身ハ振々トシテ揺ヲナス。」つまり，誤治によって少陰病である真武湯（しんぶとう）証になることが述べられています。

　こうして医師たるものは「常ニ須（すべから）ク此レヲ識（し）リテ誤ラシムルコト勿ルベキナリ」と誤治に対する責任が強調されています。つまり，証の判断を誤って間違った薬方を病人に与えた場合，病気が治らないだけでなく，重症化させてしまう，あるいは壊病（えびょう：難治になること）に追いこむことになると述べられているわけです。誤治のことは，別名錯治（さくじ）ともいいます。浅田宗伯（あさだそうはく）はこの句を深く心にとどめ，処方集を発行する際に「勿誤薬室（ほつごやくしつ），方函口訣（ほうかんくけつ）」と名づけています。

漢方はさまざまな症侯を目標にお薬が与えられることが多いようですが，単にめまいがあるとか，頭痛がある，冷え症，胃部不快感といった症侯のみによって薬方を与えることは危険なことです。常に患者さん全体をどうとらえるのかという判断のなかで，個々の症侯に対する薬方を考える必要があります。西洋医学的病名治療は，漢方治療においては当てはまらないわけです。

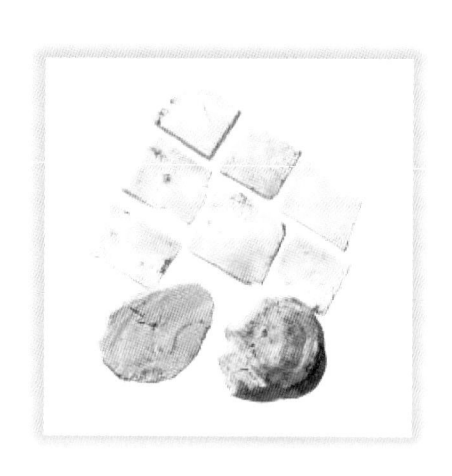

第2部 代表的な生薬の話

1 葛根

　葛根（かっこん）は，山野に自生する葛（くず）の根で，多量の良質のでんぷんを含んでいます。漢方的には，汗を出させたり，熱を下げたり，咳を鎮めたり，下痢を止める働きの他，首筋の緊張を和らげる場合に用いられます。葛根に含まれる成分には，でんぷん質の他に多くのイソフラボン誘導体があり，これがこわばりを和らげるパパベリン様作用の本態と考えられています。循環血液量を増やして，呼吸数を増加させ，気管支における熱を速やかに放出する働きがあります。また，フラボン誘導体には降圧作用が認められ，高血圧症に有効であることが実験的に明らかになりました。皆さんにとっては，漢方薬のなかでも葛根湯（かっこんとう）がなじみの処方と思います。「どんな病気でも，ハイッ葛根湯」といった葛根湯医者が落語にも出てきますが，実際に，いわゆるかぜ症候群や感冒性胃腸炎といった急性疾患のみならず，頭痛や五十肩，そして高血圧症や副鼻腔炎（ちくのうしょう）など，非常に応用範囲の広い薬方です。

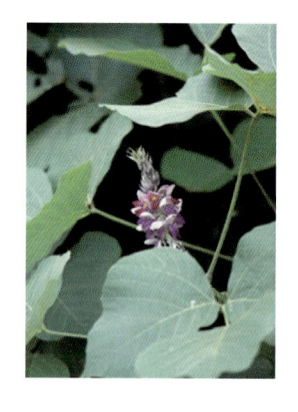

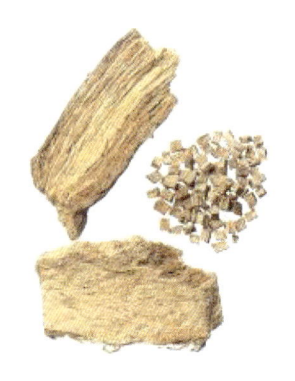

2 麻黄

　麻黄（まおう）は，中国北部に自生するマオウ科の多年草で，お薬としては地上茎を用います。麻黄の成分研究は，日本の薬学が世界の注目を浴びた最初の業績といわれています。まず山科元忠氏がアルカロイドの存在を認め，その後長井長義氏がその主成分をエフェドリンと命名されました。このエフェドリンは，汗を出させたり，血圧を上げたりと，アドレナリンと同じような作用があります。ただアドレナリンが即効性であるのに対し，エフェドリンは持続性で作用は比較的緩慢です。脳波を利用した実験でも，中枢興奮作用の程度は決して強くないことが知られています。麻黄の臨床応用としては，気管支拡張作用から気管支喘息に，鎮痛・利水作用から関節リウマチにも広く用いられています。エフェドリンの鎮痛作用は十分認められていませんから，麻黄の鎮痛作用は今後の検討課題です。さらに，桂枝（けいし）と併せますと強い発汗作用を有し，感冒の治療に繁用されます。葛根湯（かっこんとう）や麻黄湯は有名ですね。

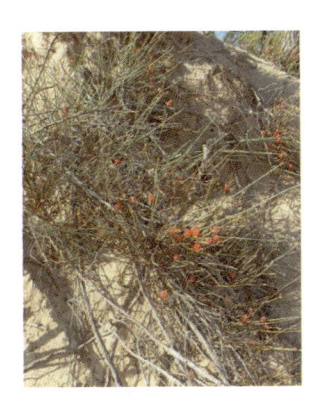

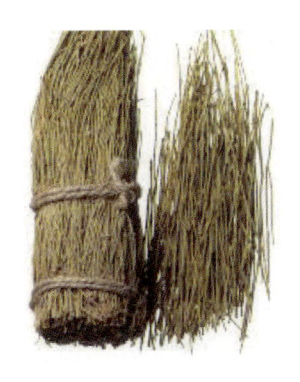

3 桂 枝

　桂枝（けいし）は，インドシナ地方から中国南部に自生します。シナモン属で，桂皮（けいひ），肉桂（にっけい）の名で用いられます。薬草の古典といわれます神農本草経（しんのうほんぞうきょう）には，「桂枝は，よく百薬を導き，血脈を通じ（血液循環を良くし），煩を止め（いらいらを抑え），汗を流す」と述べられています。またエジプトの古文書にも記録があり，ギリシアの薬草書にはキナモンとカシアの二種が記述されています。香りが良く，健胃薬として広く用いられてきました。漢方では，中枢神経の興奮を抑え，体表の毒を去り，水分代謝を調節する作用があることから，かぜ症候群，頭痛，のぼせ，関節痛あるいは月経異常に応用されます。さらに現在では料理やお菓子（京の八ッ橋は有名ですね）にも利用されています。もっとも，漢方治療の場では，桂枝を単独で用いることはなく，生姜（しょうきょう：ショウガ），甘草，麻黄（まおう），大黄（だいおう）などと組み合わせて方剤となります。

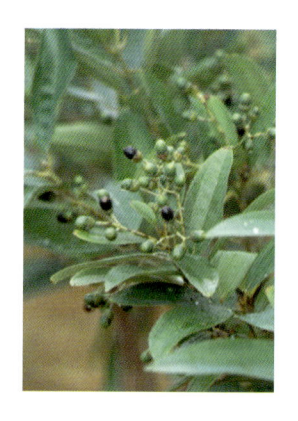

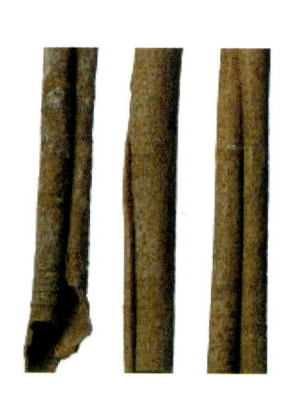

4 人参

　「万病に効あり」といわれる薬用人参はウコギ科に属し，食用にしているセリ科のニンジンとはまったく異なります。人参の有効成分は脂溶成分としてパナキシロール，サポニン群にはパナキロン，パナキソサイドなどがあります。薬理作用として，古くから強壮，強精，造血，健胃，精神安定，鎮静作用などが知られています。実験的に肝細胞の核RNAの合成を目標に腹腔内投与をしますと，RNAのとり込みを促進します。また血清蛋白の合成も促進しますが，とくにアルブミン合成を促進するという，一種の代謝亢進作用があります。糖代謝ではアドレナリン過血糖に対する抑制効果が知られています。また単独でも血糖値の低下を示しますが，副腎摘出動物において，とくに血糖低下作用が著明です。

　人参は肝臓でも脂質合成促進作用があり，特徴としては脂肪組織における脂質の蓄積作用です。骨髄細胞，睾丸精巣細胞においても細胞分裂，DNA合成を促進します。また担癌動物（がん細胞を植え付けた動物）では，がん細胞そのもののDNA，蛋白質，脂質合成には影響を与えませんが，宿主側の代謝を改善しています。正常動物に人参を与えた場合，グリコーゲンの分解促進，血糖減少傾向が認められますが，絶食後ではグリコーゲンのとり込みが高まるという矛盾した現象が認められます。脂質合成の促進も，正常に食物を与えた動物にみられますが，絶食後の動物では対照群とほとんど変わりません。つまり人参の作用は，生理的状況に応じて異なった働きを示すわけで，代謝調整作用は正常範囲にとどまる，といえます。したがって薬として人参は，蛋白質，糖，脂質代謝に対し，正常なホメオスターシス（恒常性）の維持のみに働くと考えられます。体力の消耗した陰証（いんしょう）の病人の場合に人参は有効でしょうが，反対に陽証（ようしょう）の人に対してはまったく無効であり，意味がないと考えます。

「春は花，秋は月，気付は人参」とし，万病の霊薬として珍重されていますが，あくまで，ある病態に対する薬であり，健康増進の薬というものは漢方的にまったくありません。

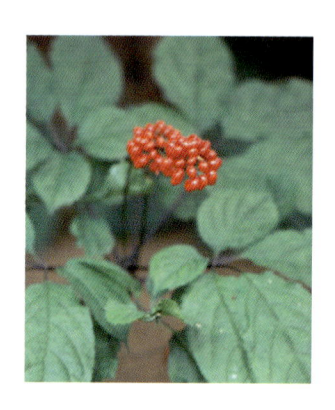

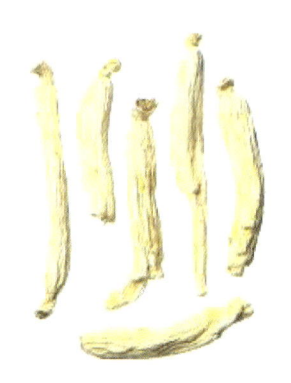

5 柴 胡

　柴胡（さいこ）をもっとも重要な生薬として配合された方剤を柴胡剤といい，漢方治療の代表的な薬方です。病名的には，かぜのこじれた時期をはじめ，活動性肝炎や慢性腎炎などに与えられます。柴胡はセリ科植物の根（根茎）で，生薬の百科事典といわれる本草綱目（ほんぞうこうもく）には「柴胡は山中に生じ，若いときはゆでて食用にし，老ゆれば柴（しば）とする。したがって地上部は芸高，山菜，茹草とよばれ，根は柴胡と名づけて薬用にす」と述べられています。

　漢方的には，熱が出たりひいたりするとき，肋骨弓下の抵抗の強い状態あるいは体力の消耗を目標に与えられます。柴胡に含まれる有効成分はサイコサポニン，サボゲニンと考えられ，薬理作用は，中枢抑制作用，解熱鎮痛作用，抗炎症作用があります。脂質代謝においても，血清コレステロールや中性脂肪の低下が認められます。こうした肝蛋白合成促進作用，肝グリコーゲン増加作用などは，柴胡が肝疾患に有効であることを示唆するものです。

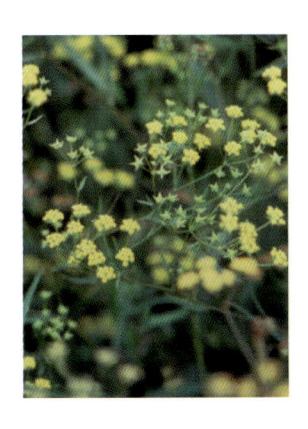

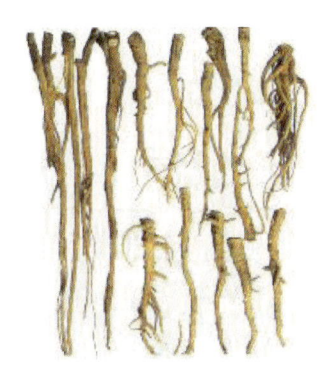

6 黄 芩

　黄芩（おうごん）は，シソ科のコガネバナの根茎で，清熱剤として，腰痛や下痢，黄疸などに効果があるといわれています。臨床的には，消炎，解熱が目標となります。さらに，発熱をともなった場合にも有効で，肋骨弓下のつかえ感，みぞおちの抵抗を訴える患者さんに効果があります。主要成分は，フラボン配糖体のバイカレンであり，先の解熱作用の他，胆汁排出促進作用や利尿作用，弱い下剤（緩下剤）として作用することが薬理学的に証明されています。黄芩の有効性を決定づけたのは，岐阜薬科大学の江口氏による抗アレルギー作用の実験です。その結果，黄芩は抗体産生に対する影響は少なく，抗原抗体の結合を抑制するものでもなく，ケミカルメディエーター（化学伝達物質）の遊離を抑制することがわかりました。つまり，II型やIII型への作用は弱いのですが，I型アレルギーに対する効果が期待されるわけです。

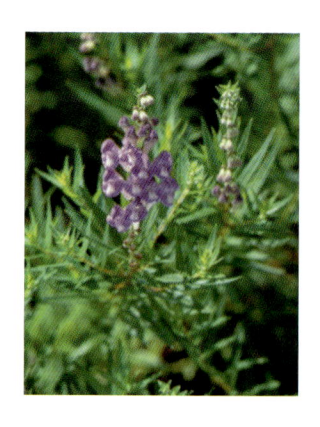

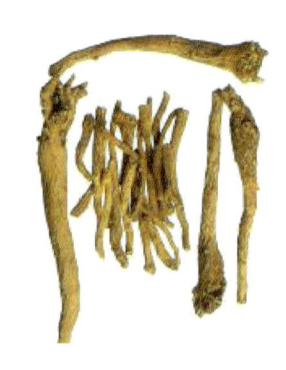

7 甘草

　甘草（かんぞう）は，マメ科の多年草で，ほぼ全量が中国北部の乾燥地帯の野生品です。アジアのみならず，ヨーロッパでも昔から「解毒，消炎作用」をもつ薬物として用いられてきました。また食用としては甘味料，味噌，しょうゆ，さらに嗜好品のタバコにも含まれるなど広く世界的に用いられています。「甘草が胃かいように効く」という説は，ヨーロッパでも民間薬レベルでいわれていましたが，オランダのReversによってその薬理作用が科学的に解明され，グリチルリチンの誘導体が合成されました。このグリチルリチンには，抗アレルギー，抗炎症作用があり，わが国で開発され，広く応用されています。臨床への応用としては，肝疾患への適用が有名ですね。また，甘草からグリチルリチンを除去した成分中に抗体産生抑制物質が含まれていることがわかり，これがL_xと名づけられました。ちょっと話が難しくなりますが，マクロファージを介した免疫担当細胞の産生にストップをかけるとされ，アレルギー疾患へ応用されています。漢方的には，「急迫ヲ治ス」薬物として理解されています。

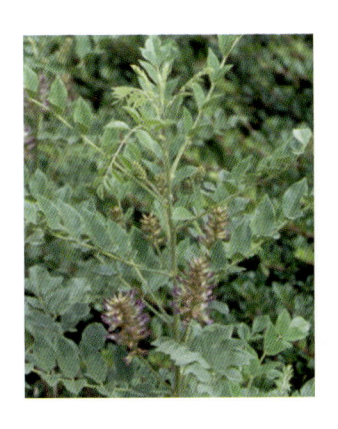

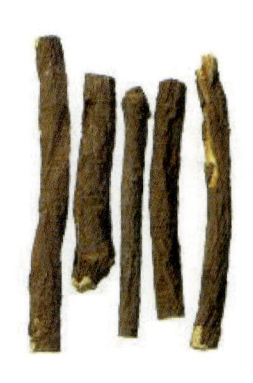

8　附　子

　附子（ぶし）は，キンポウゲ科の多年草，トリカブト属で，薬草の古典である神農本草経（しんのうほんぞうきょう）では，急性疾患に用いられる作用の強い薬として収録されています。「寒湿痺（関節リウマチ様の疾患です），咳逆上気（激しい咳やのぼせ感）を除き，積聚（しこり）や寒熱（寒気がしたり，熱が出たりすることです）を去る」とその薬効が述べられています。交感神経系の興奮作用と新陳代謝機能を亢進させる目的で使用されます。成分のアコニチン・アルカロイドの毒性は結構強く，矢毒や槍毒として狩猟に用いられていました。この附子は，漢方では非常に体の弱った方に用いる特効薬で，心臓の働きを強め，速やかに尿量を増やす作用があります。また，「痛み」に対する作用を生かして，身体諸所の関節痛や四肢の冷え（症状が重い場合）に用います。しかし，加熱処理をしますとアコニチンの毒性は著しく減少し，逆に西洋医学の強心剤として用いられるジギタリスに似た強心作用が認められます。日常の臨床では，何らかの修治（熱処理）を施して用いています。

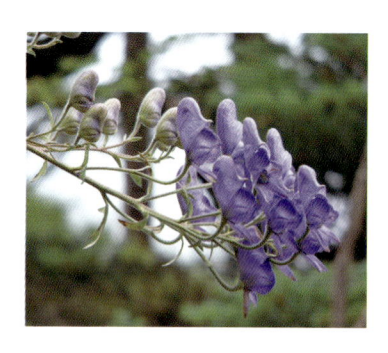

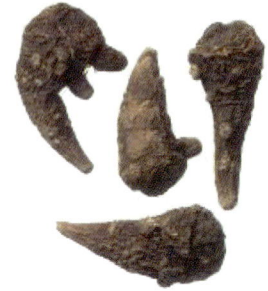

9 大黄

　大黄（だいおう）は，タデ科の植物の根茎で，神農本草経（しんのうほんぞうきょう）や本草綱目（ほんぞうこうもく）など多くの文献に緩下，解毒，健胃などの薬効が記載されています。成分については，十九世紀より研究が進み，効果の本質はアントラキノン誘導体（センノサイド）と考えられています。これも古くから植物性下剤として広く知られているセンナ葉やキダチアロエなどにも，このアントラキノン誘導体が含まれています。内服しますと，いったん小腸で吸収されたものが胆汁とともに再分泌され，大腸に達し壁を刺激して作用すると考えられています。

　また，直接大腸に達し，腸内細菌叢によって活動性を得て，大腸の粘膜や筋層の神経叢を刺激するという説もあります。大黄は，一般的には実証の人に与えますが，薬効は個人差が著しいため，使い方が難しい薬です。大黄と附子を上手に使えるかどうか，漢方医の腕の見せどころです。他の生薬との関連ですが，黄連（おうれん），黄柏（おうばく）などとともに用いて胆汁分泌促進作用が期待できます。さらに利尿作用や膵機能亢進作用，コレステロール低下作用も認められています。

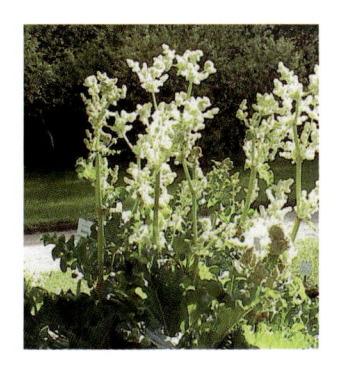

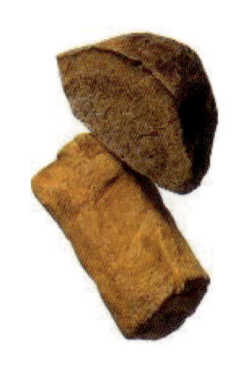

第3部 疾患・治療篇

関節リウマチの考え方と治療

1 はじめに

　私のもとを訪れる関節リウマチの患者さんは数多くおられます。その一つは，私が漢方専門医であり，リウマチを漢方的に診察して欲しい，治療して欲しい，という希望をもって受診される方が多いこと，今一つは，「リウマチと漢方」についてこれまでも諸先生方がお話しされて，「漢方治療」の有効性が広く紹介されてきたことで，ぜひ漢方治療を受けてみたい，と希望されて増えていることがあげられます。

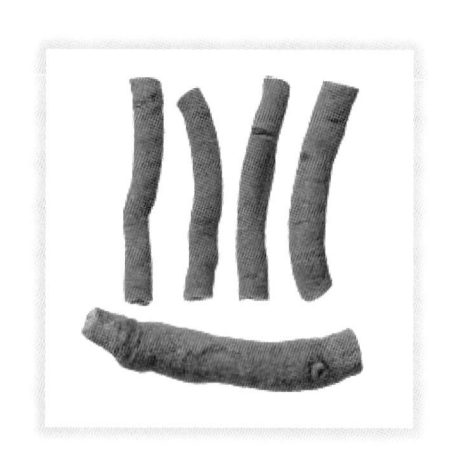

2 診察室から

　患者さんが受診されるとき,リウマチを治して欲しい,というよりも,まずこの痛みを何とかして欲しいという訴えの方が,はるかに多いわけでしょう。関節リウマチは,よく知られていますように,非常に難治性の疾患です。ですから,今痛みはそれほどでなくっても,この先私はどうなっていくんだろう,という不安感をかかえておられる方も多いですね。問診をとって,診察を始めたときに,私はまず「関節リウマチを正しく理解すること」からお話しします。これだけで気がつくと1時間位とってしまうこともあるくらいです。いかんせん限られた外来診療のなかでは十分時間がとれないので,私は,漢方治療をはじめて日が浅い方や不安の大きい方を対象に,「リウマチとどうつきあうか？」をテーマに短期間の入院治療（これは教育入院と言ったほうがよいでしょうね）を設定することもあります。それほど「リウマチという病気を知る」ことが大切なのです。

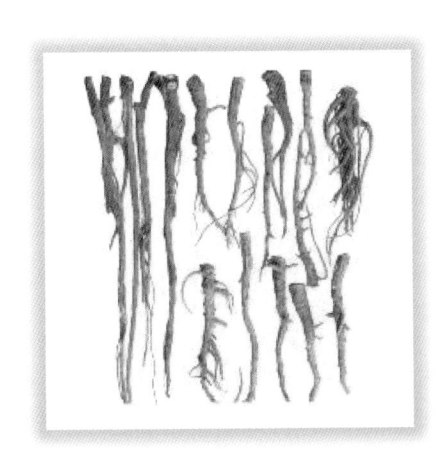

3 「痛み」を考える

　話を元に戻しますが，リウマチを治療していくうえで一番重要なことは「痛み」についての考え方です。全身の関節痛，それはどの関節に症状がでていてもおかしくないのですが，この「痛み」が現在どうなのか？　薬物治療を受けてどうなのか？　多くの場合，話はここにつきます。「痛み」をとることが，リウマチの本質的な治療につながらないこともしばしばあります。汎用されている消炎鎮痛剤の類は，「痛みをとる」薬です。しかし，リウマチの特効薬かどうか？　となると答えはNOでしょう。後でお話しさせていただきますが，「痛み」は生体の警告反応です。痛みがあるから，動かさない（動かせない），結果として関節の安静は保たれる，わけです。これに対し，痛みをとる，つい関節を動かしてしまう，安静が保たれない，リウマチは悪化，となります。今日一日しか診ない患者さんで，5年後，10年後のことを考えなければ，強力な消炎鎮痛剤をまず使用しましょう。これがとりあえず一番感謝されるでしょう。（あとが大変ですが・・・）。でも，私たちは，リウマチの患者さんとは長いつき合いをしていかねばなりません。小手先のごまかしの治療では，将来どこかで信頼関係はくずれるでしょう。私たちの考え方をきちんとお話しして，理解していただかねばなりません。西洋医学での治療と漢方治療との大きな違いは，「痛み」をどうみるかにあります。したがって，まずここからお話させていただきましょう。

■その1　痛みは警告信号

　痛みは，国際疼痛学会で次のように定義されています。「組織の実質的あるいは潜在的障害による不快な感覚情動体験である」，と。文字で表すと難しくなりますが，平たくいうと，自分にしかわからない感覚・

苦痛ということです。この「感覚」によって，私たちは生命の危険を回避することができています。信号でいうと，黄色が点滅している状況です。患者さんは，「リウマチという病気を治して欲しい」ということよりも，「まずこの痛みを何とかしてください！」ということで受診されるわけですが，痛みは生命の保持に不可欠という認識からスタートしないと，「信号機そのものを取り除く」治療になってしまいます。

■その2　消炎鎮痛剤の意義

　関節リウマチにおける関節の痛みの経路について考えてみましょう。まず，指の関節や肘，膝その他，特定の関節の関節滑膜に無秩序な増殖反応がおこります。免疫・アレルギーが関与しているわけですが，原因は完全には解明されてはいません。そこに炎症が加わり，痛みの信号が発生します。痛みの信号の程度は，炎症の強弱とはかならずしも比例しません。そして信号は，脊髄から大脳皮質（痛覚中枢）に伝わって，私たちは初めて痛みを自覚するのです。鎮痛剤は，この経路を遮断する働きをもつ薬物であって，関節の変化に作用するわけではありません。つまりは，あくまでも対症的な療法であって原疾患（リウマチ）の治療法ではないのです。鎮痛剤で痛みが消えていても，リウマチという病気自体は進行する可能性があります。とはいっても，関節をある程度動かすことは大切ですから，私も患者さんに鎮痛剤の働きを十分理解していただいたうえで，使用しています。くりかえしになりますが，「日常生活を送るうえでQOL（quality of life）にあまりに支障のある場合に，関節がある程度動けるように補助的に対症療法として用いる」わけです。

■その３　鎮痛剤に対する考え方（洋の東西の比較）

　西洋医学で鎮痛剤として用いられるモルヒネは，古代中国でも罌粟（おうぞく）として知られていましたが，薬物としては用いられません。芥子（けし）からとりだされたモルヒネや阿片（有効成分はモルヒネ）は，疼痛には有効ですが，あくまでも対症的に用いられる薬物で，病気の治療としては功罪相半ばするものです。これに対し，漢方の世界での「痛み止め」といえば，まず烏頭（うず）・附子（ぶし）（共にトリカブト）です。トリカブトの薬理（有効成分はアコニチン）は，新陳代謝機能の低下（陰陽の考え方でゆきますと，陰証です）を改善，具体的な症状として悪寒，四肢厥冷，関節痛に有効とされ，適応症を選べば，根治療法となりえます。

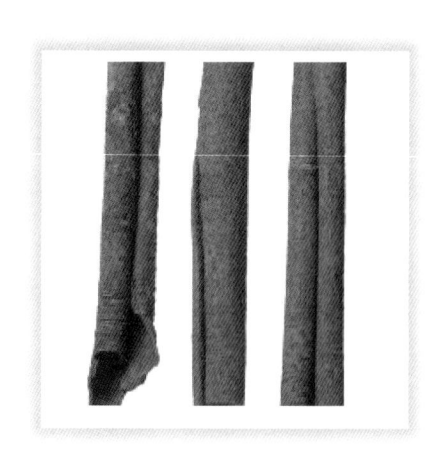

4 漢方医学の痛みに対する先達の考え方

　病人が医療機関に受診する理由は，"関節リウマチがあるから"ではなく，痛みに代表される何らかの自覚症状，苦痛あるからです。無症状で来院する人はまれでしょう。医療行為は，「手当て」の表現にみられますように，原始社会からあったわけですが，『鎮痛（＝痛みをやわらげること）』への期待が，最大の関心事であったに違いない，と考えています。東洋だけでなく，西洋においても，「酒」は，鎮痛剤として生まれたのではないか，と考えています。痛みを和らげるための鎮痛剤としての阿片（あへん）が用いられたのは，三千年以上も昔のことです。阿片の原産地は，メソポタミア地方であり，これが西方，つまりギリシアに移入されます。東方には，インドを経て中国に入り，阿芙蓉（あふよう）と名づけられていますが，漢薬としてはほとんど使用されていません。

　他方，ヨーロッパでは，附子（ぶし）は毒薬であり，医療用にまったく用いられていなかったのに反し，中国では振興，鎮痛剤として，広く薬用として用いられています。鎮痛を期待することは，人類として共通の願望であったはずですが，東洋と西洋では，同じ生薬に対して，古代からこのような違いがあります。医療に対する考え方の差異であり，背景にある文化の差異として考えてみたいものです。さて，現代の生理学では，痛みをはっきりした様式をもつ知覚として，つまり特有の痛みを感受することのできる神経があるとは考えていません。ある刺激が末端の神経末端（ポリモーダル受容器）を興奮させますと，これが末梢神経に伝わります。しかし，痛みだけでなく，触，圧，温，冷いずれの刺激も伝えます。刺激を受けた受容体から末梢神経，脊髄，脳幹そして大脳中枢に信号が伝えられてゆきますが，この信号が特殊な形をとるときに，痛みとして感ずるわけです。刺激の強さによって痛みをおこすと考えら

れています。生物が生息してゆくためには，環境との調和が必要です。そして，外からの侵襲から身を守るために感覚があります。たとえば「熱」に対する生体の反応を考えてみますと，はじめは気持ちがよいという感覚です。しかし，熱がさらに高くなりますと，不快な熱さ，侵害的な刺激として意識に上ります。この場合，刺激は痛みとして記録されます。しかし，痛み感覚は触・冷・温覚のような単純な感覚ではありません。不快，恐れ，自律神経系の反応など，精神的な要素によって大きく影響されます。しかし，本来，痛みの役割は有益なものであり，痛み感覚がなければ人間は生きてゆくことができないのです。外因性の痛みだけでなく，内因性の痛みにおいても，「疼痛」は原因となる病的状態の一つの症状であり，警告としての"信号"の意味をもっています。痛みを苦痛として感じておられる多くのリウマチの病人さんに，「痛みは身体のための信号ですよ」ということは，一寸いいにくいのですが，そこのところを理解していただくことが，治療上，大切なことだと考えています。したがって，手術後の一時期とか「がんによる痛み」といった疾病以外に対し，無批判的に，ただ鎮痛のみを考えて薬を与えることは本来の治療にとって良くないことが多い，と考えています。痛みは警告信号であり，生体がこの信号によって，何らかの手段，対応を考えるという立場からみつめますと，心身の安静によって痛みはかなりの程度，軽快するはずです。生体には阿片に似た内因性オピエート（エンドルフィン，エンケファリン）が分泌され，鎮痛作用を示します。鍼灸治療によって得られる鎮痛，消炎効果も，何らかの形で内因性オピエートが関係しているようです。したがって，生理的な痛みが，いつまでも持続しつづけることはない，と考えています。もっとも，慢性痛の場合は，多分に心理的な要因（情動不安，緊張，抑うつ，依存欲求，罪悪感，自己処罰など）によって症状が修飾され，痛み感覚も複雑化しています。したがって，痛みの原因を素直に考え，明らかにしておくことが必要でしょう。適切な痛みの処置はここから始まります。

西洋医学で用いられる鎮痛剤には，麻薬性と解熱性に大別されます。これらの薬物は，いずれも刺激受容体，求心性末梢神経，脊髄，脳幹，大脳に至るどこかの部位における抑制，ないし遮断といえます。西洋医学的な疼痛治療が，対症的療法といわれるゆえんです。これに対し，漢方治療は，常に根治療法を念頭においており，鎮痛の作用機序がまったく異なるようです。

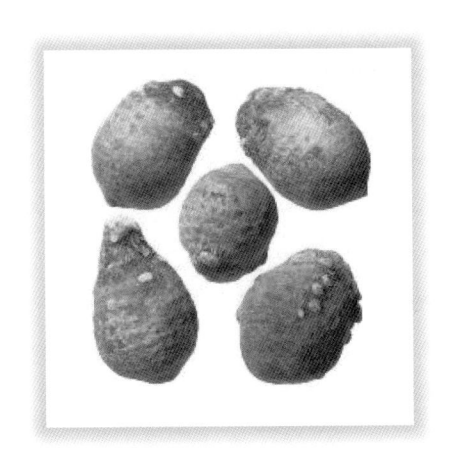

5 漢方治療以前に必要なこと

　漢方治療では,「一に養生,二に看病(看護),三四がなくて五に薬」といわれていますように,どういった生活態度をとっているのか？　養生できる環境にあるのか？　が問題となります。甘いものが好きでついつい手がでてしまう,私は夜型だから,と勝手に決めてしまっていて夜遅くまで起きている,奥さんがリウマチなのに,ご主人がお皿の一つも洗わない,いずれも「一に養生,二に看病(看護)」とは程遠い状況ですね。そういった意味でも,薬を出す前に考えていただかねばならない問題があるわけです。関節リウマチは,免疫アレルギー疾患といわれています。この免疫・アレルギーを考えていくうえで,生体のリズム(私たちは,からだの中にも時計があるよ,とお話ししています)に沿った生活をすることがどれほど大事か,しばしば痛感させられます。私たちの体を外敵から守る免疫グロブリンは,昼間でなく,夜つくられるわけです。つまり,夜十分な睡眠がとれていないと,健康な免疫反応は望めないことはすぐにおわかりになるでしょう。地球のリズム(日本には四季がありますね),生体のリズムにできるだけ順応した生活を今日から心がけてゆきましょう。

6 漢方のかんがえ方（簡単に・・・）

"証"をとらえて薬を処方します。基本的に，脈診，舌診，腹診により証の把握をしてゆくわけですが，病気の勢いと，それに対する，生体の抵抗力との攻め合い，凌ぎ合いをどうみるのか？　にポイントがおかれ，治療が進んでゆきます。

患者さんからの質問：漢方薬と民間薬との違いを教えてください。
答え：漢方は，草根木皮をいくつか組み合わせ，生体との反応というカタチでその働きをみつめています。したがって，「〇〇湯は，〇〇という病気に効く」というのは，必ずしも正確な表現ではありません。「〇〇という症状（あるいは病態）に対して，〇〇湯を用いると，生体においてこういう反応がみられる」ことをきちんと五感で把握する（それが漢方医学的診察法です）ことが大切です。これに対して，民間薬には経験的な言い伝えのみで，単味を用いており，配合理論を欠きます。「経験のみの薬」といえるでしょう。

患者さんからの質問：漢方薬の中身はどうなっているのですか。
答え：漢方には，「君臣佐使（くん・しん・さ・し）」の考え方があります。
　　君薬は配合薬物中もっとも重要なものであり，臣薬は君薬の働きを強めたり，あるいはその作用を迅速に動かしたりするものです。そして佐薬は薬の副作用を防ぐため，使薬は副作用を防ぐとともに，服用しやすいように調整する薬です。

患者さんからの質問：漢方薬の効き方を説明して下さい。

答え：漢方治療は，病人のもっている自然に順応した生体の治癒反応，回復力に対して多面的に援助する薬方を長い経験のなかでつくりあげてきました。これに対し，西洋医学では，自然を変える「病気の原因を除去する」という立場から，生体そのものよりも局所における薬物の作用という一面性が強調されています。

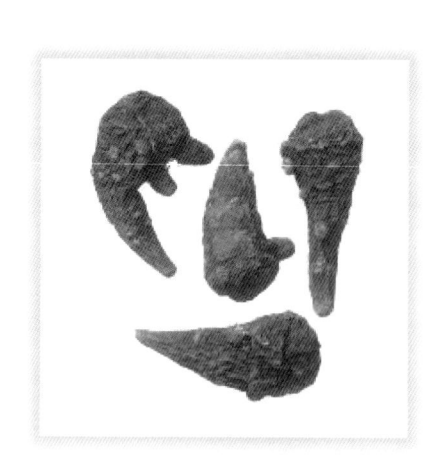

7 リウマチの漢方治療の実際

　リウマチの漢方治療については，すでに多くの報告があり，いろいろ意見が述べられてきました。枚挙に暇（いとま）がないほど見解があるということは，逆にリウマチは，誰に対してでも有効な，かつ効果的な治療法が少ないということです。漢方は，病名によって薬を考えるのでなく，病人の証，つまり個々病人の病態によって薬方を考えるわけですから，関節リウマチという病名が決定したからといって，薬が決まらないのはむしろ当然なのです。肝炎や腎炎の場合は，病名である程度薬方も決まりやすいのですが，リウマチの場合はまったく異なるようです。もう一度，疼痛に対する考え方を，洋の東西の違いで整理しておきましょう。阿片（あへん）は西洋においては，ギリシア時代から鎮痛剤として使用されています。しかし，たしかに阿片には鎮痛効果はありますが，疾病を改善するわけではありません。漢方ではまったく使用していません。他方，西洋では「附子（ぶし）」を毒物として扱い，疼痛性疾患に対して，医療上はまったく使用していないのに反し，漢方では附子を繁用しています。附子はトリカブトの塊根であり，若根を附子，老根を烏頭（うず）とよびます。冷えて非常に身体が弱った人（陰虚証）の大熱薬で，新陳代謝機能の極度に減衰した病人に対し，振起復興する薬剤として，強心利尿の作用があります。悪寒，四肢厥冷，身体諸関節疼痛または麻痺に与えます。体力の充実した人（陽実証）に与えますと容易に中毒がおこります。軽い中毒では，口舌はひきつり，山椒をかむようで頭痛，眩暈（めまい）がおこり，のぼせて嘔気（吐）をおこします。強い中毒では，身体が冷え，自汗が流れるように出て嘔吐し，身体の麻痺，動悸，鼻出血，ついには卒倒します。中毒をおこしたときは，そのまま安静にして，自然にさめるのを待ちます。多くは1～2時間でさめます。冷えても身体を温めることはいけません。附子中毒の代表的な症候

は心室細動ですから，速やかに循環器科に紹介する必要があります。甘草乾姜湯（かんぞうかんきょうとう），黒豆甘（くろまめかん）湯を屯服するがよい，とありますが，現代ではまず救急紹介でしょう。附子は使用法を誤りますと，上記のような副作用があらわれますが，病人の証に対応して正しく使用しますと，強心，消炎作用があり，関節リウマチそのものの治癒作用を示し，この点で阿片と大きく異なります。また，ギリシア時代より，西洋では鎮痛剤としてヤナギが使用されています。ヤナギにはサリチル酸的な解熱，鎮痛剤が含まれています。ヤナギはインドでも楊子として使用されていますが，中国では薬方として，ほとんど使われていません。

　漢方の鎮痛剤としては，附子とともに麻黄（まおう）が繁用されています。麻黄からは明治20年（1887年）長井長義博士によってエフェドリンが発見され，喘息や呼吸困難に用いられています。含有されているエフェドリン，メチルエフェドリンの薬効より考えますと，交感神経興奮作用になるわけですが，漢方治療においては，身体疼痛，骨節痛といった消炎，鎮痛剤として用いられています。しかも，サルチル酸などが対症的な治療効果であるに反し，麻黄剤は根治療法につながります。こうした薬効（なぜ，どこに，どうして）については不明です。ただし，麻黄剤，たとえば麻黄湯，越婢加朮湯（えっぴかじゅつとう），麻杏薏苡甘草湯（まきょうよくいかんぞうとう）などは，いずれも陽実証に与えられる薬方であり，誰にでも与えられる，というわけでありません。西洋医学では，古代から鎮痛ということで，誰に与えても一定の効果のある阿片とかヤナギの枝が使用されていたのに反し，漢方では，疼痛を訴えている病人の体質，病態に応じて，附子剤あるいは麻黄剤が用いられています。病気，病名が決まると，体質が違っても同じような処方が与えられる西洋医学と異なって，漢方では病気をもっている個人に対して漢方が与えられるわけで，リウマチという病名が決まっても，薬は個人個人によって異なります。東洋医学における漢方の与え方は，西洋医

学とまったく違うわけです。つまり東洋医学では，個人は異なるとして，病人全体を，つねに動的にみているのに対し，西洋医学では，病人でなく，病気を静止的に，分析的にみているといえます。したがって西洋医学では病気が決まると同じような薬を与えることになります。こういった東西医学の考え方の違いも，勉強しておきたいものです。関節リウマチという病名はもちろん，漢方にはありません。こうした症候に対し，歴節風（レキセツフウ：ふしぶしのいたみ），白虎歴節風（ビャッコレキセツフウ）あるいは風湿（フウシツ）の病（やまい），などとよんでいます。誘因として，風にあたること，湿気の多いところにいること，と考えられています。これは現在でもいえることです。『風』が原因になっておこった場合は，たとえば感染症がひきがねになって，リウマチが増悪したときは，発表（汗）が治療の基本になります。したがって麻黄と桂枝の組み合わせの薬方です。実証では麻黄湯，越婢湯などであり，虚証では桂枝湯（けいしとう）です。『湿』によって悪くなる場合は，湿度の高い家に住んでいるとか，雨の降る前に悪くなる場合などでは，利水剤〔朮（じゅつ），茯苓（ぶくりょう），薏苡仁（よくいにん），防風（ぼうつう），黄耆（おうぎ），附子（ぶし）など〕を加味します。桂枝加朮湯（けいしかじゅつとう）とか，麻黄加朮湯（まおうかじゅつとう），越婢加朮湯（えっぴかじゅつとう），麻黄杏仁薏苡甘草湯（まおうきょうにんよくいかんぞうとう），防已黄耆湯（ぼういおうぎとう）などが用いられます。

　しかし，薬方には，それぞれ症候がありますから，自分勝手に服用することはいけません。そして，『寒』によって悪くなる場合は，温補剤である附子，乾姜（かんきょう）を加えます。代表的な薬方は，桂枝甘草附子湯（けいしかんぞうぶしとう）です。四肢関節，筋肉の激痛です。痛くて手足を動かすことすらできないわけです。また関節リウマチに薏苡仁（よくいにん：はとむぎ）もよく使われます。はとむぎを飲むと美肌（色白）になるとか，"いぼ"をとるとかいわれていますが，こ

れは江戸中期に貝原益軒が，庶民の間で広まっていた治療法（民間療法）を紹介したわけで，漢方の考え方にはありません。はとむぎは，浮腫を除くことから，筋肉のけいれんや関節痛などに効果があります。しかし，この薬草は急性疾患というよりも，どちらかというと慢性疾患によいようです。関節リウマチという病名はたしかにありますが，私たちが診察する患者さんは，リウマチというだけでも十人十色で，それぞれ異なります。普遍的な関節リウマチなどはないわけです。したがって，風，湿，寒（時には熱）に対応して，桂枝，麻黄，朮，附子といった薬草を患者さんに与えますが，これだけではうまくいかない場合があります。こういった症例では，リウマチの遠因として瘀血（おけつ）が背景に隠れていると考えます。この概念も，まだ十分に科学的に明らかにされていません。瘀血は，末梢の循環障害で血液循環が滞っている状態です。いわゆる血液のめぐりが悪い病態です。また，うっ滞の意味も含みますから，広く新陳代謝異常の意味もあります。病因としては遺伝的な要因も考えられますが，打ち身などの内出血，運動不足，栄養の偏りなどが予測されます。婦人では月経困難症が症状の一つとしてあらわれます。したがって，病人の虚実・陰陽に応じて，適切な薬方を与えなければなりません。その代表格が，桃核承気湯（とうかくじょうきとう），桂枝茯苓丸（けいしぶくりょうがん），四物湯（しもつとう），当帰芍薬散（とうきしゃくやくさん），疎経活血湯（そけいかっけつとう）などがあり，適宜兼用します。いずれにしても，関節リウマチは慢性の長期に治療していく疾病です。したがって円滑に日常生活を送るためには，運動療法をはじめとして食事，休養など，主体的な治療に向けた行動が根本的に必要です。

　従来の医療は，医師が病人の病気に対する一切の判断をおこない，医師の意見が病人に強要されていました。しかし，医師の立場は，あくまで患者さんを援助するものであって，決して強制する立場ではありません。患者さんの判断や主体性を基礎にしないと，長期にわたる療養生活

を支えることはできません。

　現在，関節リウマチは，養生はしないといけませんが，優れた免疫調整剤が次々に開発されており，難病のなかでは，寛解状態に十分にもっていくことができる疾患と考えられています。今ひとつ，よくみられる症状の一つに口渇があります。昔人は，「口渇を治するには先ず汗を発すべし」とあり，解表（汗）の薬方が初期には有効であると考えられています。麻黄湯（まおうとう），桂枝湯（けいしとう）などです。こうした薬方が有効である，ということは，逆にいえばかぜ症状などの感染症によってリウマチは悪化するわけでしょう。リウマチの病人さんが，かぜに罹ったときには，ゆっくりと養生（休養）するように指示する必要があります。この薬方では不十分なら，次に利水剤を使います。この代表的な薬方が茯苓（ぶくりょう），朮（じゅつ），猪苓（ちょれい），沢瀉（たくしゃ），瓜子（かし），茵蔯（いんちん），車前子（しゃぜんし），滑石（かっせき），防已（ぼうい），杏仁（きょうにん），黄耆（おうぎ），薏苡仁（よくいにん：はとむぎ），生姜（しょうきょう）などです。夏に冷えたお茶などは好ましくありませんが，常温の麦茶，番茶あるいはほうじ茶は利尿作用もあってよいと考えられます。ただし，昔からお茶を空腹時に飲むとよくない，といわれています。

　もう一つは，冷え対策です。しもやけなどになりやすい人はよくわかるのですが，案外隠れた冷えを見落としてしまうことが多いですね。温泉浴，入浴（比較的低温），マッサージや按摩（軽くなでる程度がよいでしょう）なども効果がありますが，軽いストレッチ体操なども大切です。ラジオ体操などの徒手体操は，運動によっては逆効果になると考えます。そして何よりも一番大切なことは，心身ともにリラックスして，毎日毎日を「ああ，生きているなあ。」という喜びを感じて暮らして下さい。「養生あっての薬」をここでも強調したいと思います。

3部　疾患・治療篇　73

第4部 養生について

黄帝内経素問を繙いてみますと，五臓の考え方が記載されています。養生のお話の前に，少し五臓の考え方を説明しておきましょう。

1 五行説と五臓

　東洋医学では，生体内の臓器組織を臓腑と呼び，実質臓器を五臓（心・肺・脾・肝・腎），管腔臓器を六腑（小腸・大腸・胃・胆・膀胱・三焦）と呼び，生体のアンバランスを臓腑の不具合からみてきました。この考え方は，古代中国における五行説に基づくわけです。五行説は，自然界に存在する物質は，「木（もく），火（か），土（ど），金（こん），水（すい）」の五つの要素によって構成されているという考え方です。そして，われわれが認識する自然界の現象は，すべてこの五つの要素の運動・変化によって説明が可能，とされました。五行の「行」は，運

表1　五行の考え方（黄帝内経素問・陰陽応象大論篇）

木	東方生風，風生木，木生酸，酸生肝，肝生筋，筋生心。肝主目。其在天為玄，在人為道，在地為化，化生五味，道生智，玄生神。神在天為風，在地木，在体為筋，在蔵為肝，在色為蒼，在音為角，在声為呼，在変動為握，在竅為目，在味為酸，在志為怒。怒傷肝，悲勝怒。風傷筋，燥勝風。酸傷筋，辛勝酸。
火	南方生熱，熱生火，火生苦，苦生心，心生血，血生脾。心主舌。其在天為熱，在地為火，在人為脈，在蔵為心，在色為赤，在音為徴，在声為笑，在変動為憂，在竅為舌，在味為苦，在志為喜。喜傷心，恐勝喜。熱傷気，寒勝熱。苦傷気，鹹勝苦。
土	中央生湿，湿生土，土生甘，甘生脾，脾生肉，肉生肺。脾主口。其在天為湿，在地為土，在体為肉，在蔵為脾，在色為黄，在音為宮，在声為歌，在変動為噦，在竅為口，在味為甘，在志為思。思傷脾，怒勝思。湿傷肉，風勝湿。甘傷肉，酸勝甘。
金	西方生燥，燥生金，金生辛，辛生肺，肺生皮毛，皮毛生腎。肺主鼻。其在天為燥，在地為金，在体為皮毛，在蔵為肺，在色為白，在音為商，在声為哭，在変動為咳，在竅為鼻，在味為辛，在志為憂。憂傷肺，喜勝憂。熱傷皮毛，寒勝熱。辛傷皮毛，苦勝辛。
水	北方生寒，寒生水，水生鹹，鹹生腎，腎生骨髄，骨髄生肝。腎主耳。其在天為寒，在地為水，在体為骨髄，在蔵為腎，在色為黒，在音為羽，在声為呻，在変動為慄，在竅為耳，在味為鹹，在志為恐。恐傷腎，思勝恐。寒傷血，燥勝寒。鹹傷血，甘勝鹹。

動・変化の規律です。そして，宇宙を大宇宙，人間を小宇宙として，生命現象も五行説の応用で説明することが可能と考えました。この基本要素を黄帝内経素問・陰陽応象大論篇（いんようおうしょうたいろん）より**表1**にまとめました。次に，この五行の考えを生命現象（活動）応用した分類を**表2**に示します。

表2　五行の概念

五行	五臓	五腑	五体	五官	五華	五神	五志	五声	五労
木	肝	胆	筋	眼	爪	魂	怒	呼	歩
火	心	小腸	血脈	舌	面色	神	喜	笑	視
土	脾	胃	肌肉	口	唇	意	思	歌	坐
金	肺	大腸	皮毛	鼻	体毛	魄	憂	哭	臥
水	腎	膀胱	骨	耳	髪	志	恐	呻	立

　五臓とは，一般に「肝・心・脾・肺・腎」を指します。それぞれ国家の役職に対応させ，肝を将軍，心を君主，脾を蔵相，肺を宰相，腎を強兵と位置づけています。「臓」は胸腔・腹腔内に存在し，「中身がつまって」います。貯蔵あるいは精気を製造する機能の総称で，共通した生理機能は，精気を貯蔵することであるとされています。人間は父母から「先天の精気」を受け継いで誕生します。この生まれながらの生命力は腎が「蔵して」いるとされています。私たちは，誕生した後，飲食物（これを水穀と称します）を摂取すると，胃に送られ（受納），消化され（腐熟＝ふじゅく），その中の栄養素（水穀の精微，後天の穀気ともいう）を，脾が肺に「運化」し，この栄養素と，呼吸によって肺に入った「天陽の気」が結合して「宗気（そうき）」が生成され，肺の「粛降（しゅくこう）」作用によって腎に送られ，腎で「先天の精気」と結合して人体のもっとも重要な気である「元気」となり，腎に「収蔵」される，とされています。五臓の発想は，解剖生理学の知識のない時代のものであり，西洋医学的な臓器の認識とはまったく別個のものとしてとらえる必

要があります。まず肝は自律神経系の働きを調整し，血を貯蔵（蔵血）し，筋骨格系のトーヌスを保持，全身の新陳代謝活性化と解毒（疏泄＝そせつ）を受けもっています。心は，肝と協同して精神活動を司り，血液循環を保ち，体温の調節にかかわるとされます。脾は，おもに消化機能全般の調整を受けもち，血液循環がスムーズにいくようにし，筋肉の安定化を図ります。肺は，呼吸により取り入れられた気を全身の流れのなかで調整し，皮膚の防御力を保持します。そして腎は，人間の成熟と老化を司り，腎尿路系よりの水分の排泄を調整し，ホルモンのバランスに深くかかわり，思考力（判断力）の安定化も図る，とされています。具体的な訴えからみていきますと，肝は自律神経症状全般，月経困難症，頭痛・肩こり・めまい・筋けいれんなどであり，心は精神神経症状（焦り，易興奮性，不眠），循環器症状（動悸，息切れ，不整脈），およびホットフラッシュなどの自律神経症状，脾は消化器症状全般に加え，四肢の脱力，抑うつ症状として発現するわけです。また，肺は呼吸器症状全般に加え，発汗の異常，皮膚の痒み，物憂げな気分などであり，腎は，不妊，性的欲求の低下，骨粗鬆症，夜間頻尿，浮腫，乾燥症状，耳鳴り，白内障まで広い概念でみていく必要がありますが，加齢に伴う症状の大半はここに入ると考えられます。

　また五臓の働きは，陽気（気のめぐり）と陰液（血・水の流れ）という二元論でとらえ，治療の方向は常に調和を意識して進むことになります。五臓・六腑・奇恒（きこう）の腑を**表3**に示します。

表3

- **五臓**　　心・肺・脾・肝・腎（・心包）　⎫
- **六腑**　　小腸・大腸・胃・胆・膀胱・三焦　⎭「表裏」
- **奇恒（きこう）の腑**　　脳・髄・骨・脈・胆・子宮
　　　　　　　　　　　　　五臓六腑と表裏関係をもたない

2 五行・五臓の相生相克について

　先に述べた五行の概念は，一つひとつが独立した概念ではなく，相互の関係が構築されています。一つは相生（そうせい）であり，これは一つの概念が今ひとつの概念に対して促進的に働くという意味です。五行に当てはめますと，木が火を生み，火が土を生み，土が金を生み，金が水を生み，水が木を生む，となります。これに対し相克（そうこく）は，一つの概念に対し今ひとつの概念が抑制的に働くという意味をもちます。これを五行に当てはめると木は土に克ち，土は水に克ち，水は火に克ち，火は金に克ち，金は木に克つわけです。この二つの概念が同時に存在することにより，東洋医学の考え方が，常に生体全体のバランスを重視して考えていくことが理解されます。これを五臓に応用したものを図に示します。

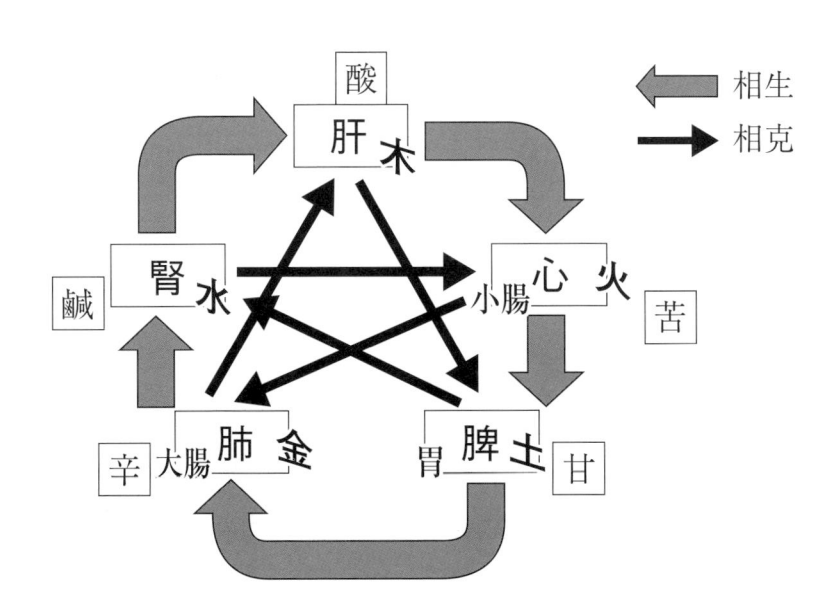

3 四季の養生法

「四気調神大論（しきちょうしんたいろん）」には，春は「発生」の季節と書かれています。すべての生命が芽生える時期です。「春眠暁を覚えず。処処に啼鳥を聞く。夜来風雨の声。花の落ちること多少を知る」は，満ち足りた朝の目覚めを歌ったものです。厳しい冬が過ぎ，気候のよい春の気配を感じたときには，朝は早く起きて新鮮な空気を胸いっぱいに吸い，歩いたり，走ったりして全身の筋肉の緊張をゆるめるようにすることが大切です。衣服もゆったり目がいいでしょう。伸びやかな心身の動きによって，陽気を生み出すわけです。これができなければ，春に活動する「肝」が傷みます。その結果，夏に寒性の病にかかりやすくなります。夏は「生長」の季節です。天地の間の陰陽の気が盛んに交流し，春に芽生えた生命が一層成長し，栄えます。日の出とともに起き，日の入りとともに休むわけですが，日中の長さと暑さをいやがることなく，陽気を発散させることが大切です。こういった養生ができなければ，夏に活動する「心」が傷み，秋になって瘧（おこり）が生じます。秋は，「収斂（しゅうれん）」の季節です。農作物が収穫され，大地には強い風が吹きます。鶏を見習って，早寝早起きが求められます。これができなければ，「肺」が傷み，冬に下痢がちとなります。冬は，「閉蔵（へいぞう）」の季節といわれます。万物が閉塞し，天の陽気が遠ざかります。夜は早く休み，朝は日の出とともにゆっくり起きます。欲望は潜めます。体内の陽気を漏らさぬよう寒気を避けます。これができなければ，冬に活動する「腎」が傷み，春になってしびれが生ずるといわれます。この「発生」「生長」「収斂」「閉蔵」の規則を理解し，春夏は発散，秋冬は保養に努めることが大切であるという教えです。まさしく，「未病を治す」に通じます。

「生気通天論（せいきつうてんろん）」には，人間は自然の陰陽に通じ

あうものであると書かれています。天の陰陽は，地の五行を生じ，地の五行は天の三陰三陽に応じるとされ，この法則に従わないと邪気の侵入を許してしまう，とされます。陽気は，温熱と動きの性をもち，体内にこもると熱感を生じ，興奮しやすくなります。ここに，暑気が加わると，熱感は一層強く，煩躁状態になり，発汗させる治療法が必要です。湿気が加わると，頭痛が起き，陽気が弱まるために四肢の浮腫を生じます。過労によって，陽気は昂（たか）ぶり，陰気は枯れてしまいます。暑気に過労が加わると，陽気は上昇し，めまいがおきます。目や耳がきかなくなることもあります。怒りによって，陽気が不安定となり，血が逆上し，昏迷をおこします。美食によって，陽気はめぐらず，皮膚症状（腫れもの）を生じます。発汗とともに陽気も散じ虚となります。ここで風にあたると，寒気が入ってきます。鼻が赤くなり，おできができます。以上のことから，陽気は精神，皮膚，筋肉の機能を主っているものと考えられます。寒気が皮膚から入り込み，筋肉にこもると，陽気の助けを受けることができなくなります。血脈に侵入すると痔瘻となります。寒気が経穴を通して臓腑に入ると恐怖心をおこします。営気（えいき）は経脈から抜け，皮膚，筋肉にこもると膿性の腫れものを生じます。過労になると寒気を生じます。陽気の働きが抵抗力となりますが，このめぐりが滞ると，一刻をおかず疎通させる必要が生じます。これを，瀉法（しゃほう）といいます。陽気は，朝人体の外に出，昼頃にはもっとも旺盛となりますが，太陽とともに，しだいに弱っていき，毛孔は閉じます。夜は，腎に静かに潜んでいます。したがって，夜はからだを休め，冷えを避けるべきとされます。陽が強すぎると経脈の流れは急迫となり，陰が強すぎると精気が発散できなくなります。この調和を図ることが健康上必要なのです。陰陽が離ればなれになると，精気が尽きてしまいます。

4 食養生について

　黄帝内経霊枢「五味」をみてみましょう。

　陰気は水穀の精微の五味から生ずるといわれます。五味（ごみ）とは，酸，苦，甘，辛，鹹（かん：塩辛い）のことです。まず，五穀（ごこく）から解説しますと，胡麻（酸），麦（苦），米（甘），粟（辛）大豆（鹹）となります。五果（ごか）は，すもも（酸），あんず（苦），ナツメ（甘），モモ（辛），栗（鹹），五畜（ごちく）は，犬（酸），羊（苦），牛（甘），鶏（辛），豚（鹹），五菜（ごさい）は，にら（酸），らっきょう（苦），青菜（甘），ねぎ（辛），豆の葉（鹹）とされ，五臓の中の「肝」を患っているときには酸味を，「心」を患っているときには苦味を，「脾」を患っているときには甘味を，「肺」を患っているときには辛味を，「腎」を患っているときには鹹味（かんみ）がよいといわれています。

　逆に，「肝」を患っているときには辛味が，「心」を患っているときには鹹味が，「脾」を患っているときには酸味が，「肺」を患っているときには苦味が，「腎」を患っているときには甘味がよくないといわれています。

　正月の行事として有名な七草粥（旧暦正月七日）は，この五味が調和された見事な食べものです。内容は，歌にも詠われていますように，「せり，なずな，ごぎょう，はこべら，ほとけのざ，すずな，すずしろ，これぞ七草」というわけですが，せりは苦・酸，なずなは甘，ごぎょう（母子草：ははこぐさ）は酸，はこべは酸・鹹，ほとけのざは辛・苦，すずなは辛・甘・苦，すずしろ（だいこん）は辛・苦・甘となっています。ここに玄米の甘が入り，草根木皮には塩分が少ないので，岩塩を加えて，万病を防ぐ食事とされたわけです。「発生」の春に，新鮮でビタミンの多い食物をとることは，血液を浄化し，細胞レベルでの代謝機能を促進します。また，「腎」を刺激して利尿を促進したり，皮膚を刺激

して発汗をおこしたり，腸管を刺激して排便を促すことは，とても大切です。七つの素材にこだわることなく，地方によっては，ニンジン，ゴボウ，くりの他，セロリ，アスパラガス，レタスなどの洋野菜，みずなやキャベツを加えて自由に味わうこともよいでしょう。

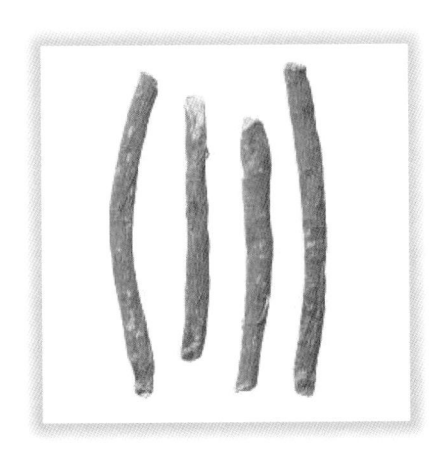

第5部 アンチエイジングと東洋医学

1 概　論

　人間は肉体的，精神的に年輪を重ねますが，この「年をとる」という現象，つまりエイジング（aging：加齢）は，生物にとって普遍的な現象です。しかもエイジングは，生物個体としては，一方向としての衰退の経過だけではなく，成熟の意味も含まれています。エイジングによって生体内には種々の変化がおこり，機能は低下し，その結果として疾病の発病率，罹患率も増加すると考えられます。その病態は，生理的変化だけではなく病理的変化も加わったものですが，一つの器官，一つの組織だけではなく，生体内の多くの器官系が同時に障害されていると考えられ，疾病構造は複雑です。高血圧症を例にとってみましても，血圧が高いということは，心臓，腎臓，脳血管，眼など多数の器官系をおかす可能性がありますが，血圧"だけ"を下げればよいとするやり方には疑問が残ります。高い血圧をやむを得ず必要としている背景をもった病人の全体像を理解したなかで薬方を考えていく必要があるわけです。生体にはホメオスターシスの機構があり，一つの因子を抑制すると他の因子が亢進してしまうという矛盾を抱えています。したがって比較的早期より，作用機序の異なった二つの薬を併用するのがよいといわれています。東洋医学は随証治療とよばれますように，この病人にはどのような治療を施すべき確証があるか，という判断（証）に基づいて薬方を考えていきます。さまざまな病人に対応するとき，身体的な疾病と同時に精神的な問題，ことに病人を取り巻く生活環境までみつめていく必要があるわけです。主訴が頭痛やめまい，動悸・息切れ，咳軟，腹部の膨満感，便秘・下痢，排尿異常などのいずれであっても，多くの疾病が背景にあることを考えて薬方を決定する必要があります。症候としての主訴にとらわれず，病人の全体像をみつめて薬方を考えるわけです。その結果として，多器官障害の一つひとつが改善するわけです。つまり，一臓器の変

調のみに目を奪われることなく，全体像をとらえることが大切です。エイジングについての東洋医学な考え方の基礎となるのは，前漢期（BC200年頃）に成立した黄帝内経素問・上古天真論篇（じょうこてんしんろんへん）における黄帝（こうてい）と岐伯（ぎはく）とのやりとりです。本項では，東洋医学の基本的な考え方を述べるなかで，エイジングの予防を考えてみます。

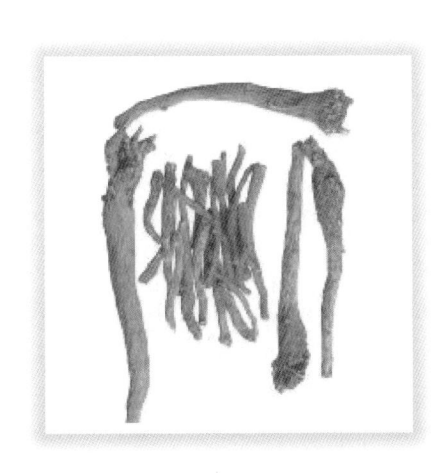

2 病（やまい）とは

　漢方医学も西洋医学も，その目的は，まず目の前の患者を治療することであり，疾病の再発を予防することです。では漢方医学的に，病（やまい）はどうとらえられているのかを考えてみましょう。病は，生体と環境との不調和より引き起こされた生体側の反応であり，これを「陰陽の不調和」と考えます。しかも，生体は環境に対し常に適応を試みているわけであるから，われわれが捉えている諸症状は，外からの攻撃（これを外邪という）に対する防御反応と理解されるわけです。病態生理学的には，疾病は病因に基づき，その病態が説明されていますが，本質的な問題に加えて二次的な要因が必ず絡んでくるわけであり，複雑な相対関係のなかで発生機序がより明らかにされていきます。

　メタボリックシンドロームをとりあげてみましょう。

　この疾患概念は，少し前までは個々の疾病（高血圧症，高脂血症，動脈硬化症，肥満などなど）の羅列にすぎないと批判する先生方もおられましたが，今はそういった疾病に共通する背景は何か，と真剣に考えられています。疾病の原因は多岐にわたるのが普通です。ただし，先に述べましたように，感染症をはじめ，多くの疾病には外邪が原因と考えられることに異論はありません。古代中国では，こうした観点で「上工（じょうこう）は国を治し，中工（ちゅうこう）は人を治し，下工（げこう）は疾を治す」という思想が生まれたと理解されます。また，古代中国の医には「巫医（ふい）」と「疾医」に区別されており，巫は現在理解されているような「巫女（みこ）」の概念ではなく，むしろ中央集権体制下の王の指導者あるいは助言者としての意味を含むことと考えますと，疾病の主因として「時の政治」にまで言及されていたことが十分予想されます。もちろん太古の医療は，きわめて素朴なものですから，霊感的な治療法あるいは精気論的な巫祝（ふしゅく）療法が広く存在し

ていたことも否定できません。

　さて，古代中国においては，疾病がどのような機序によっておこるかについて，黄帝内経素問・繆刺論篇（びゅうしろんへん）には次のように述べられています。「人体に異常をおこさせるような邪気が，人のからだに侵入して病をおこすにいたる経緯を仔細に検討してみるに，邪気が一足とびに内臓にとびこむわけではない。生体の有する自然防護力とたたかいつつ，遂次内部に侵入するもので，まず最初は皮膚に入って，そこで一休みすることを余儀なくされる。ここで生体の自然防護力にあい，その行動を阻止される。この際，自然防護力の力が強いときには外邪は退却するが，これと反対に，外邪の勢盛んにして生体の防護力に勝つときは，邪は前進して孫脈（そんみゃく）に侵入する。ここでふたたび生体の防護力に阻止されて，そこにひと休みすることを余儀なくされる。ここでまた両者のたたかいとなり，邪が勝つときはさらに前進して絡脈（らくみゃく）に侵入するが，ここで三たび生体の防護力に阻止されてひと休みすることを余儀なくされる。このように，つぎつぎと作用する生体の自然防護の阻止とたたかいつつ，これに勝つときは終に経脈（けいみゃく）に侵入するようになる。経脈には，ある一定の法用にしたがい，経気が流注しているので，ひとたび経脈に侵入した邪は，その流れとともに経脈内を移動して五臓に達し，その組織内に喰い入るが，一方，邪の一部は経脈の流注に関係なく各所から分散して胃腸に侵入するのである。こうなると生体の機能を司る陰陽の一グループは，ともに大なるショックを受けて陰陽の機能はその平衡を失い，その結果，五臓は傷（やぶ）れて病体となり，胃腸はその機能が低下して食欲の減退をおこすのである。以上が，邪が皮毛に入ってから最後に五臓に行きつくまでの概略の順序であるが，邪がこのような順序を経て経脈に入り，さらに五臓に入って，その結果，五臓が傷れて病体となる。このような病変を正病というのである。

　ところが疾病には，このような一定の経絡に従うことなくおこるもの

がある。それは，前述のように邪が皮毛即ち皮膚に入り，さらに侵入して孫脈（そんみゃく）に一休みすることを余儀なくされているときに，生体の自然防護が旺盛のため，経脈に通ずる路が塞がれてしまうことがある。こうなると，邪はこれを通りぬけて経脈中に入ることができないし，といってまた後退しようともしない。そんなときには，邪は大絡に横すべりして，入りこみ，たちまち大絡を充満してしまう。その結果，生体は病状をおこすもので，これを奇病と名づけるのである。この場合には，痛みその他の病状が，邪の客している位置とは反対の側に現出されることが多い。さて大絡にすべりこんで，そこを充満させてしまった邪は，あらあらしく，迅速に，注ぐように，あるいは右にあるいは左に移動する。このような邪気の行勤は，生体中を整然と流注している十二の経脈を上下左右あっちでもこっちでも，ぶつかり合いつつ，だんだん分散して手足の末端にむかい，体表に広くひろがりつつのびていくのである。・・・」

　こうした古代中国における疾病の機序は，現在においても比較的素直に理解されるものであり，疾病の要因として外邪を考えていることは，傷寒論医学の思想と大差はありません。なお「巫医」の概念は，やがて「食医」および「陰陽師（おんみょうじ）」に変化していきます。

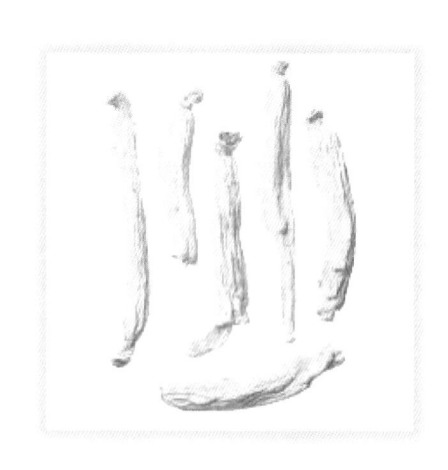

3 疾病の治療とは

　疾病の治療は，一般的に対症療法（標治）と原因療法（本治）に大別されています。現在，大半の感染症は，抗生物質あるいは抗ウイルス剤によって，治療効果はほぼ一定しており，患者にとってもある程度満足すべき状態です。感染症に対する治療法は，まず原因療法と考えられ，今後も抗生剤（あるいは抗ウイルス剤）の開発は重要です。しかし，こうした治療が本質的な治療といえるでしょうか。一般的に感染症の原因は，単純にParasite（パラサイト）の問題と考えられていますが，これだけで疾病が解明されるわけではありません。ペッテンコーフェルの例をとるまでもなく，それは否でしょう。

　さて，漢方治療が見直された要因を考えてみますと，西洋医学的治療だけではなかなか好転しない慢性疾患に対して，その有効性が体感的に受け入れられてきたことといえます。病人さんは，「確かに効果がある」ことをもっとも期待するわけです。西洋医学が，病理解剖学的な特定の病巣に対する局所治療に力を発揮するのに対し，漢方は常に全身的な観点で，個人の治癒力を促進させる働きをもっています。漢方が，補完代替医療として位置づけられるのは，ある意味で近代西洋医学の欠陥を補うと考えられているからでしょう。しかし私は，近代西洋医学のもつ方法論に対する検討から漢方を見直そうと考えています。こうした観点なくしては，これからの漢方はいかにあるべきかという命題に答えは出せません。私は，病人さんのためによりよい医療をつくっていこうとする姿勢が，漢方を見直す立場につながると考えています。そして，ここから西洋医学と東洋医学の正しい結合，新しい医学の創造につながっていくものと確信しています。

4 漢方治療とは

　漢方治療は，具体的にはどういうものでしょうか。このことを明らかにするためには，まず漢方医学の病理観あるいは薬能（薬理ではありません）の問題に触れるべきですが，端的に「随証論治」あるいは「弁証論治」といわれていますように，患者の陰陽・虚実を明らかにして（これを証といいます）薬方が決定されていきます。このことは，経験的，類推的，直感的見地から考えられた漢方病理観（その代表的な見解として気血水論があります）に基づいて漢方医学が形作られているといえます。気血水の概念については，古方派の吉益南涯の気血水弁より引用しますと，次のとおりです。「・・・陰陽の分は天道なり，事物にこの分あらざるなし。陰陽を立てて病証に推し以てその本を知る。これ医の常法なり。気は陽にして形なし。水と血とは陰にして形あり。陽病は気動いて水血の証あるなり。陰病は水血ありて気塞るの証あるなり。・・・若し熱気あるときは則ち逐気の薬を用い，若し瘀血あるときは敗血の薬を用う。若し宿水あるときは則ち逐水の薬を用う。水血固より体中にありと雖も必ずその症は大表にみる。故に三物各々その形表に示す。風水の病には発汗或は小便利し或は水を吐下するときは則ちその諸症やむ。故にその水たるを知るなり。血の病には吐血，下血或は腫膿或は経閉，漏下，その諸症現出す。故にその血たるを知るなり。気の病にはその状あってその形なし。気発散するときは，則ちその症ことごとく退く。故にその気たるを知るなり。その前に徴なきものは，必ず後に徴あり。空理にあらざるなり」と述べられています。すなわち，疾病は陰陽の不調和と述べられていますように，健康な生体は，気血が調和しているという流動的な観点があります。したがって，患者さんに対しては，その不調和を平衡状態にもっていくために，虚に対しては補し，実に対しては瀉すわけです。また「頭痛発熱し，身痛み腰痛み，骨節疼痛し，悪風し，

汗なくして喘する者は麻黄湯之を主る」とありますように，無汗が主証である場合には，発表剤である麻黄湯を与えることによって，風水の不調和の改善を図る方針となります。一方，生体は常に平衡状態を保とうとする力が働いており，これがよく自然治癒力といわれるものです。したがってわれわれは，この働きを注意深く観察する必要があります。換言すれば，漢方治療の本質は「たとえ漢方薬を与えなくとも，適正な養生によって治癒に至るかどうかを判定すること」といえるでしょう。無薬湯の証という概念がありますように，疾病に対する漢方治療においては，薬はかならずしも必要ではありません。このことは漢書藝文誌に「病ありて治せずんば，常に中医を得」と述べられていますように，瘍医（疾患を治療する外科医）にかかって誤治を得るよりも，自然の経過を待つほうがかえって好結果を得ることを指示しているわけです。われわれの誤治に対する痛切な批判であり，これからも深く考えておきたい問題です。

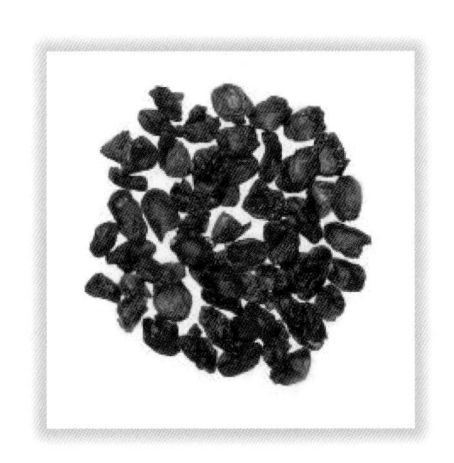

5 徐福伝説

　古来より，不老不死への憧れは人類にとって永遠のテーマでした。司馬遷の『史記』によりますと，秦の始皇帝は，徐福（じょふく）という人物に「はるか東の海上にある蓬莱（ほうらい）・方丈（ほうじょう）・瀛洲（えいしゅう）の三神山には，不老不死の薬を知る仙人が住んでいるという。ぜひ，その薬草を求めたい。」と命じました。徐福は早速旅立ちましたが，鯨（おそらく台風）に阻まれて到達できませんでしたが，その後大旅団を結成し目的を成就，「平原広沢（へいげんこうたく）」の王となったとあります。この徐福が到達したという場所が，九州（佐賀県，鹿児島県），紀伊半島（三重県，和歌山県）など各地にあり，歴史家にとっては興味深い伝説となっていますが，なかでも和歌山県新宮市では財団法人徐福協会が設立され，徐福の求めた不老長寿の薬草がこの地に自生する天台烏薬（てんだいうやく）と考え，JR新宮駅前にある徐福公園を整備し栽培されています。天台烏薬はクスノキ科の常緑の低木で，薬用部位は数珠状の肥厚した根です。天台烏薬について，活性酸素のSuperoxide，Hydroxyradicalを対象として実験をした結果，Superoxide消去作用は，SOD単位に換算する115.3±5.4SOD単位でした。これはSuperoxide消去作用が強力とされている「いちょう葉エキス：63.4±0.7SOD単位」「フラボノイド：99.2±14.2SOD単位」よりも高い数値を示しており，天台烏薬は最強のクラスにランクづけられた結果を示しました（カリフォルニア大学バークレイ校・野田泰子先生）。また天台烏薬には，肺癌細胞の生育抑制効果や虚血性心疾患への応用の可能性も示唆されており，今後の研究に期待がかけられています。

6 加齢と東洋医学

　加齢についての基本的な考え方は，黄帝内経素問・上古天真論篇に天子である黄帝と侍医岐伯との問答形式で述べられています。「余（黄帝）が上古の人のことを聞くと，皆百歳までも生きて，しかも動作は衰えなかったが，現代の人は五十歳前後で皆衰えている。これは時代（環境）が異なっているためなのか，それとも人々が養生ができていないためなのか？」と問いますと，岐伯は「上古の人は，道を理解し，陰陽にのっとり，術数の和を図り，節度ある飲食をとり，決まった時間に起き，働き，労働と休息にリズムがあった。その結果，形（肉体）と神（精神）は健やかで，天年（天寿）を全うして，百歳をすぎて世を去った。現在の人は，酒を飲み，いつもの自分を失い，房事（ぼうじ）を欲し，自らの精気を枯渇させ，散逸させてしまっている。精を保たず，快を貪り，楽な方に流れている。労働と休息とにもリズムがなく，五十歳になる前に衰えてしまう」と答えました。さらに，人間の一生についても岐伯はこう語っています。まず女性についてですが，「女性は七歳になると，腎気が盛んになり，乳歯が永久歯に生え替わり，髪の毛も伸びる。十四歳になると天癸（てんき：腎気）が充実し，（腹部正中線の）任脉（にんみゃく）が通じ，（奇経八脈の一つである）太衝（たいしょう）の脈が充実し，生理が始まり，子供を産むことができるようになる。二十一歳になると，腎気が安定し，親しらずが生えて，身長も伸びるところまで伸びる。二十八歳になると，筋骨はしっかりして，毛髪も十分に伸びる。身体がもっとも丈夫な時期である。三十五歳になると，陽明経の脈が衰えはじめ，顔の表情はやつれ始め，頭髪も抜け始める。四十二歳になると，三つの陽経の脈はすべて衰える。皆顔面はやつれ，頭髪も白くなりはじめる。四十九歳になると，任脉は虚し，太衝の脈は衰え，天癸は尽きて生理がなくなる。身体は衰え，もう子どもを産むことはできな

い。」これに対し，男性については，「八歳にて，腎気充実し，髪の毛がのびて，乳歯が永久歯に生替る。二八（16歳），腎気盛んにて天癸に至る。精氣溢れ出て，陰陽和し，故に子をつくる能有す。三八（24歳），腎気平均して，筋骨が勁強（けいきょう）し，故に真牙（親知らず）が生え成長極る。四八（32歳），筋骨はしっかりして，肌肉満ちて充実す。五八（40歳），腎気衰えて，髪の毛や歯が抜け始める。六八（48歳），陽気竭きて衰え上に於いて，顔やつれ，髪鬢（はつびん）まだらになる。七八（56歳），肝気衰えて，筋の動き不能して天癸竭き，精少なくして，腎衰え，からだの形皆極まる。八八（64歳），則ち歯も髪もぬけ去る。腎は水を主り，五臓六腑が受ける精を蔵し，故に五臓盛んは能があふれ，今五臓が皆衰えしは，筋骨解けて墮ち，天癸つきるとなる。故に髪鬢白く，身からだ重く，歩行が不正になりて，子をつくること無くす」といった具合に，八の倍数で六十四歳までの記述があります。このように，エイジングを東洋医学の観点では，長寿と養生の関係，とりわけ腎精（気）を保つことを重視しています。

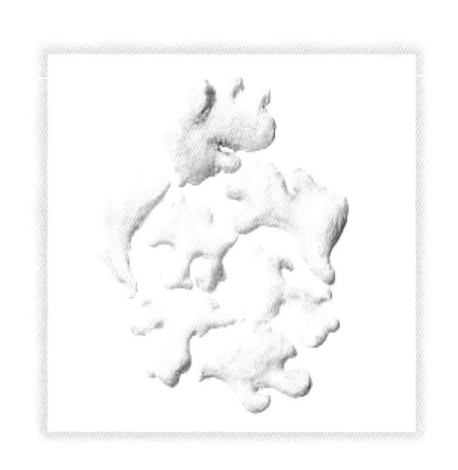

7 漢方医学の養生

　漢方医学において，患者を診る，ということはどういうことでしょうか。私たちは毎日患者さんを診察するときに，いろいろなお話をします。

「今日は何時に起きましたか？」
「毎日便は出ていますか？」
から始まり，
「昨日はちょっと無理しませんでしたか？」
「雨が降る前には，身体が重くないですか？」
「ご主人は，家事に協力してくれますか？」
などなど。

　こういった何気ない話によって，患者さんの日常が浮かび上がり，患者さん自身をイメージすることが治療の第一歩です。たとえば，かぜで来られた患者さんがおられたとします。

「先生，からだがガタガタふるえて，頭が痛いんです。」
「それはいつからですか？」
「そうですねえ，昨日ぐらいからでしょうか。」
「ご飯食べていますか？」
「食欲はあるんです。」「じゃあ，舌を出して下さい」
「べーっ」・・・

　この方が，活力にあふれた働き盛りであり，今回仕事を休めるならば，もうこれは葛根湯（かっこんとう）です。舌の先が赤ければ，一～二服で治癒にいたらせることも可能です。ところが，実際はすぐ休めるでしょうか。

「明日は仕事休みなさいね」
「えっ？　仕事には，もちろん行きますよ。先生，休めるのでしたら病院なんかに来ませんよ」

私は常日頃から「休みなさい，養生しなさい」というので，
「先生は，ふた言目には休め休めといわはるけど，そんなんむりむり」
何人もの患者さんにこう言われています。
「休みなさいね」と話したとき，患者の表情をみて
「休める人，休めない人，強く説得すれば休める人」を判断するわけです。

休めない人は，どうしても不養生になりますから葛根湯に加え，小柴胡湯に代表される柴胡剤を併用せざるを得ません。同じ病態でも，出される薬方がこういったことでも違ってきます。

「休まないといけないよ」というのは，「休まないと治らない！」という脅しではありません。その患者さんに適切な薬方がここで決まってくるのです。

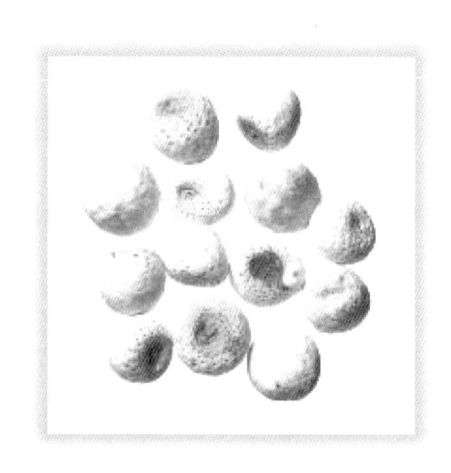

8 まとめにかえて

　アンチエイジング（antiaging）の考え方は，決して不老長寿を目標とするものではなく，健康長寿，つまりすべての臓器がバランスよく年輪を重ねることをめざすものです．この考え方は，まさしく東洋医学におけるagingの概念と一致します．私は，純粋に西洋医学的な発想であるantiagingの概念が，実は東洋医学の相生相克（そうせいそうこく）を背景とした五臓の考え方に通じると思っています．今後も，このantiagingの考え方を東洋医学的なagingへの理解とともに，メタボリックシンドロームを代表とするさまざまな老化の研究に活かすとともに，東洋医学的診察のうえで重要な目標となる「未病」の研究に活かしたいと考えています．

参考文献

1) 大塚敬節，矢数道明，清水藤太郎：漢方診療医典．南山堂，東京，1972．
2) 長濱善夫：東洋医学概説．創元社，大阪，1975．
3) 細野史郎：漢方医学十講．創元社，大阪，1982．
4) 寺澤捷年：症例から学ぶ和漢診療学　第2版．医学書院，東京，1998．
5) 喜多敏明：やさしい漢方理論．医歯薬出版，東京，2001．
6) 藤平健，小倉重成：漢方概論．創元社，大阪，1988．
7) 日本東洋医学会学術教育委員会編：入門漢方医学．南山堂，東京，2002．
8) 小曽戸洋：漢方の歴史．大修館書店，東京，1999．
9) （財）日本漢方医学研究所編：新版漢方医学．東京，1990．
10) 矢数道明：漢方後世要方解説．医道の日本社，神奈川，1959．
11) 矢数道明：臨床応用漢方処方解説．創元社，大阪，1966．
12) 印会河，張伯訥：中医基礎理論．中国，上海科学技術出版．

索　引

（一般名索引と薬品名索引に分け、配列は五十音順にした。）

【一般名索引】

aging	86
antiaging	99
BODY	19,20
MIND	19,20
QOL	61
RNA	49
SOUL	19,20

あ行

アンチエイジング	99
痛み	59,60
Ⅰ型アレルギー	52
陰液	78
陰虚証	69
陰陽	30
陰陽虚実	17,30
陰陽の不調和	88
営気	81
エイジング	86
衛気（えき）	13
壊病（えびょう）	43
往来寒熱	36
瘀血	28,72

か

火（か）	76
外感	13,32
外邪	88,90
滑脈	32
瓜蒂（かてい）	38
肝	77
「寒」証	30
漢書藝文誌	93
関節リウマチ	47,59,72,73
漢方治療	92
漢方的診断（望、聞、問、切）	28
漢方病理観	92
漢方薬	17

き

気	19
気血水論	92
奇恒の腑	78
岐伯	87
「急」声	29
胸脇苦満	32
胸痛	30
虚実	30,38
虚証	39

く・け

君臣佐使	18,67
君薬	18
経脈	89
血（けつ）	19,20
結	31
厥陰病	36

元気	77
健康長寿	99

こ

口渇	31,73
黄帝	87
黄帝内経（こうていだいけい）	28
黄帝内経素問	76
黄帝内経素問・上古天真論篇	87,95
黄帝内経霊枢「五味」	82
黄帝内経素問・繆刺論	89
後天の穀気	77
拘攣	33
五果	82
後漢	22
五行説	76
五穀	82
五菜	82
誤診（誤治）	43
五臓	76,78
五畜	82
五味	82
金（こん）	76
根治療法	65

さ

錯治	43
佐薬	18
三陰・三陽	34

し

史記	94
四気調神大論	80
始皇帝	94
四肢の厥冷	37
四診	28
自然治癒力	12,93
湿	71
疾医	88
実証	39
邪気	13,14
使薬	18
瀉剤	40
瀉法	81
収蔵	77
渋脈	32
「収斂」の季節	80
粛降	77
証	8,23,25,28,67,86
瘍医	93
少陰病	34
傷寒論	22
傷寒論医学	90
尚書	41
上熱下寒	36
少腹急結	33
少腹不仁	33
少陽病	35
嗇（しょく）	32
食思不振	36
食欲	31
徐福	94
心	77
腎	77
心下悸	33
心下支結	33
心下痞	33
心下痞鞕	33
腎気	95
心筋梗塞	5
腎精（気）	96
神農本草経	18,48,54,55
臣薬	18

す

水（すい）	20,76
随証治療	24,86
随証論治	92
頭汗（ずかん）	30
頭痛	30

せ

臍下悸（せいかき）	33
生活全般	11
臍下不仁（せいかふじん）	33
精気	81
生気通天論	80
生体のリズム	66
「生長」の季節	80
正病	89
切	28
舌	11
切診	31,32
先天の精気	77

そ

宗気	77
相克	79
相生	79
相生相克	99
促	31
孫脈	89

た行

代	31
太陰病	35
対症的療法	65
太陽病	34
地球のリズム	66
治癒反応	24
張仲景	22
治療	9
鎮痛剤	61,64,70
天陽の気	77
土（ど）	76
疼痛	64

な行

内傷	13,32
内臓皮膚（体壁）反射	32
七草粥	82
熱	64
「熱」証	30

は

ハーブ	15
肺	77
配合禁忌	18
配合理論	15,17,18,21
発汗	30
「発生」の季節	80
発熱	30

ひ

脾	77
冷え	73
白虎歴節風	71

病期	34
表虚	39
標治	91

ふ

巫医（ふい）	88
風（ふう）	71
風湿	71
副作用	4,41
腹診	31,32
腹満	33
附子中毒	69
不老不死	94
聞（ぶん）	28
聞診	29

へ

「閉蔵」の季節	80
ペッテンコーフェル	91
弁証論治	92
便通	30

ほ

望	28
望診	28
保険適応	4
補剤	40
ホットフラッシュ	78
ホメオスターシス	49,86
本草綱目	51,55
本治	91

ま

未病	13,99
未病を治す	9,80
脈	11
脈診	31
民間薬	16,17
メタボリックシンドローム	88,99
免疫	24
免疫・アレルギー	61,66
免疫グロブリン	66
瞑眩（めんげん）	41
木（もく）	76
問	28
問診	30

や行

病（やまい）	88
陽気	78,81
陽実証	69
養生	96
陽明病	35
吉益東洞	41

ら行

絡脈	89
リウマチ	60,69,72
裏急	33
裏実	39
霊枢	28
歴節風	71
六腑	76,78

わ行

「和」声	29
和法	25

【薬品名索引】

あ 行

アコニチン・アルカロイド　54
阿芙蓉　63
阿片　63,69
アントラキノン誘導体（センノサイド）　55
茵陳蒿湯　30
インド蛇木　15
烏頭（うず）　69
越婢加朮湯　70,71
エフェドリン　47
黄芩　52
罌粟（おうぞく）　62
黄柏　55
黄連　55

か 行

葛根　46
葛根湯　5,26,27,46,47,97
加味逍遥散　40
甘草　53
グリチルリチン　53
桂枝　47,48
桂枝加朮湯　71
桂枝甘草附子湯　71
桂枝湯　5,71
桂枝茯苓丸　40,72

桂枝・麻黄　27
芥子（けし）　15,62
ゲンノショウコ　15

さ 行

柴陥湯　30
柴胡（さいこ）　51
柴胡桂枝乾姜湯　5
柴胡剤　27,51,98
サイコサポニン　51
サボゲニン　51
サポニン　49
四逆湯　37
四逆加人参湯　37
四物湯　72
生姜瀉心湯　42
小建中湯　33,40
小柴胡湯　27
小青龍湯　29,41
参蘇飲（じんそいん）　29
センブリ　15
疎経活血湯　72

た 行

大黄　55
大建中湯　33,42
天台烏薬　94
桃核承気湯　72
当帰芍薬散　72

な 行

人参　49

は 行

バイカレン　52
麦門冬湯　19,29
八味地黄丸　33
パナキシロール　49
はぶ茶　15
半夏厚朴湯　42
白虎湯　35
茯苓四逆湯　37
附子（ぶし）　54,69
防已（ぼうい）　15,73
防已黄耆湯　71

ま 行

麻黄　47,70
麻黄加朮湯　71
麻黄附子細辛湯　30,34
麻黄杏仁薏苡甘草湯　71
麻黄湯　27,29,47,70,93
麻杏甘石湯　29
麻杏薏甘湯　70
無薬湯　93
木防已湯　36
モルヒネ　62

や・ら 行

ヤナギ　70
苓朮剤　36

[著者プロフィール]

＊三谷　和男（みたに　かずお）

昭和 31 年 8 月 20 日生

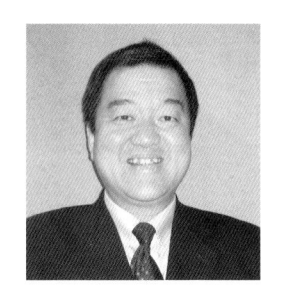

略　　歴：
1983 年 3 月　　鳥取大学医学部医学科卒業
　〃　 4 月　　大阪大学医学部環境医学教室研究生
1984 年 4 月　　大阪大学大学院医学研究科博士課程　入学
1986 年 4 月　　和歌山県立医科大学神経病研究部　研究生
1991 年11 月　　　　　同　　　　　　博士研究員
1999 年11 月　　和歌山県立医科大学神経内科学　博士研究員
1992 年 4 月　　木津川厚生会加賀屋病院　勤務
1998 年12 月　　　　　同　　　　院長
2003 年 9 月　　京都府立医科大学東洋医学講座　助教授　現在に至る
2003 年 4 月～　関西鍼灸大学非常勤講師
2004 年 4 月～　奈良県立医科大学非常勤講師，滋賀医科大学非常勤講師

所属学会／学会役員：
日本東洋医学会，和漢薬医学会，日本女性心身学会，日本抗加齢医学会，緩和医療学会，日本マグネシウム学会，日本消化管学会，抗酸化学会，日本予防医学会／日本東洋医学会　監事，評議員，日本女性心身学会　評議員
学会の認定医，専門医，指導医等：日本東洋医学会専門医，指導医

受　　賞：
日本マグネシウム学会学術奨励賞（1991），日本東洋医学会学術奨励賞（2004）

主な著書，論文：
傷寒論の読み方―古典を臨床に生かす―（緑書房），「入門東洋医学」分担執筆（社団法人日本東洋医学会学術教育委員会　編.），新版・慢性関節リウマチと漢方（大阪慢性関節リウマチ患者会），「漢方治療指針」分担執筆疾患別編　難病SMON，症候別編　口乾・口渇（緑書房），他

補完・代替医療　漢　方

2007年4月1日　第1版第1刷発行　　〈検印省略〉

著　者　　三　谷　和　男

発　行　者　　柴　田　勝　祐

印刷・製本　　デジテックジャパン株式会社

―――― 発行所 ――――

株式会社　金芳堂

京都市左京区鹿ヶ谷西寺ノ前町34　〒606-8425
振替 01030-1-15605　電話 (075)751-1111(代表)
http://www.kinpodo-pub.co.jp/

Ⓒ 三谷和男，金芳堂，2007

落丁・乱丁は本社へお送り下さい．お取り替え致します．

Printed in Japan

ISBN978-4-7653-1291-2

・ **JCLS** 〈㈱日本著作出版権管理システム委託出版物〉
本書の無断複写は著作権法上での例外を除き禁じられています．複写される場合は，そのつど事前に㈱日本著作出版権管理システム（電話 03-3817-5670，FAX 03-3815-8199）の許諾を得て下さい．

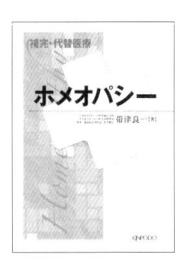

「補完・代替医療」を正しく理解していますか?

医療従事者のための
補完・代替医療

編集 今西二郎 京都府立医科大学大学院医学研究科 教授

補完・代替医療の過大評価,認識不足から生じる代替医療への拒絶などの誤解を正し,その現状,問題点を明確にして今後の補完・代替医療への指針を示した.総論では補完・代替医療の現状と問題点,医療経済学的効果,教育を取り上げ,各論では,41項目の補完・代替医療について,その歴史,背景,対象となる疾患や症状,病態の把握や診断法,作用機序,EBMについての有無等を,実際に実践している医師,鍼灸師,看護師,セラピストなどが解説した.
現在日本で実践されている補完・代替医療のほとんどを網羅している.

A5判・440頁 　定価 4,410円（本体4,200円+税5%）　ISBN4-7653-1110-4

補完・代替医療の健全な展開,正しい知識と理解を深める貴重な水先案内の書として多くの医師,医療・保健,介護・福祉にたずさわる人たち,研究者にお薦めする!

新刊

■ 補完・代替医療
ホメオパシー

著　帯津良一
　　日本ホリスティック医学協会会長
　　日本ホメオパシー医学協会理事長
　　帯津三敬病院名誉院長・医学博士

A5判・104頁　定価 1,890円
（本体1,800円+税5%）
ISBN978-4-7653-1283-7

続刊
- 補完・代替医療　気功・太極拳
- 補完・代替医療　マッサージ
- 補完・代替医療　鍼　灸
- 補完・代替医療　アーユルヴェーダ・ヨーガ

既刊

補完・代替医療 メディカル・アロマセラピー
著 今西二郎
A5判・210頁　定価 2,520円

補完・代替医療 ハーブ療法
著 橋口玲子
A5判・96頁　定価 1,470円

補完・代替医療 温泉療法
著 久保田一雄
A5判・96頁　定価 1,680円

補完・代替医療 カイロプラクティック
監 菊池臣一
A5判・112頁　定価 1,890円

補完・代替医療 芸術療法
著 星野良一
A5判・110頁　定価 1,890円

補完・代替医療 栄養補助食品
著 糸川嘉則
A5判・200頁　定価 2,520円

補完・代替医療 園芸療法
著 田崎史江
A5判・116頁　定価 1,890円

補完・代替医療 音楽療法
著 高橋多喜子
A5判・92頁　定価 1,890円

補完・代替医療 アニマルセラピー
著 田丸政男・戸塚裕久
A5判・122頁　定価 1,890円

金芳堂 刊